Índice

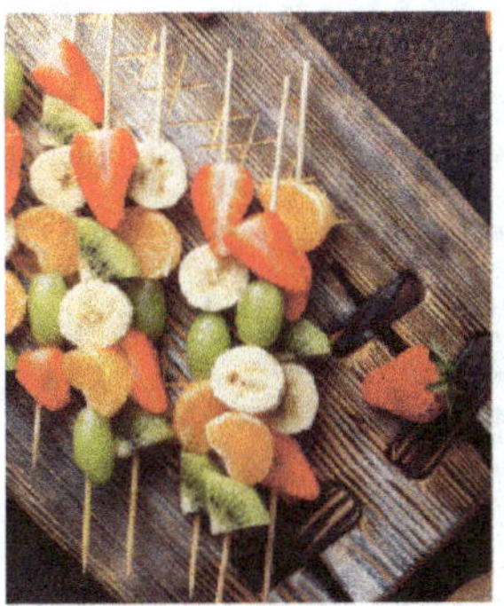

Luis López 01

Introducción

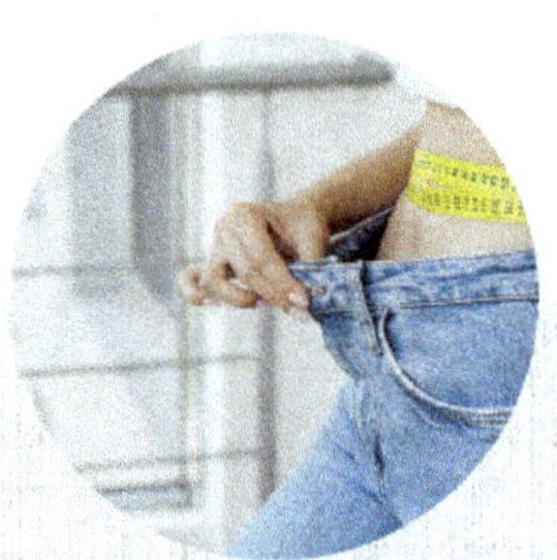

¡Bienvenido a "50 Snacks Saludables para Perder Peso". Estamos emocionados de que hayas decidido unirte a nosotros en este viaje hacia una alimentación más saludable y deliciosa.

En este ebook, encontrarás una cuidadosa selección de 50 snacks diseñados para satisfacer tus antojos entre comidas mientras te ayudan a mantener tus objetivos de pérdida de peso. Desde opciones dulces y reconfortantes hasta saladas y llenas de sabor, cada receta ha sido creada pensando en ofrecerte alternativas nutritivas y deliciosas para mantener tu energía durante todo el día.

Nuestro equipo ha trabajado arduamente para garantizar que cada receta sea fácil de seguir, con ingredientes accesibles y pasos simples de preparación. Ya sea que estés buscando un bocado rápido para llevar contigo en tu día a día o una opción más elaborada para sorprender a tus seres queridos, aquí encontrarás la inspiración que necesitas para satisfacer tus antojos de manera saludable.

No importa si eres nuevo en el mundo de los snacks saludables o si eres un experto en la materia, este ebook está diseñado para ser tu compañero de confianza en tu viaje hacia una vida más saludable y equilibrada. ¡Estamos emocionados de que te unas a nosotros en esta aventura!

¡Comencemos!

Beneficios de los snacks saludables

Los snacks saludables pueden desempeñar un papel fundamental en tu viaje hacia la pérdida de peso y una vida más saludable. Aquí te explicamos algunos de los beneficios clave que ofrecen:

Control de la ingesta calórica:
- Consumir snacks saludables entre comidas principales puede ayudarte a controlar mejor tu ingesta calórica diaria. Optar por opciones nutritivas y equilibradas te permite satisfacer tu hambre sin excederte en calorías.

Mantenimiento de la energía:
- Los snacks saludables proporcionan un impulso de energía cuando más lo necesitas, ayudándote a mantener niveles de energía estables a lo largo del día. Esto te permite mantener un rendimiento óptimo en tus actividades diarias y evita la sensación de fatiga que a menudo lleva a malas decisiones alimenticias.

Regulación del apetito:
- Consumir snacks saludables entre comidas principales puede ayudar a mantener a raya el hambre excesivo y los antojos. Al mantener niveles estables de azúcar en sangre y proporcionar nutrientes esenciales, los snacks saludables contribuyen a una sensación de saciedad que te ayuda a evitar comer en exceso en las siguientes comidas.

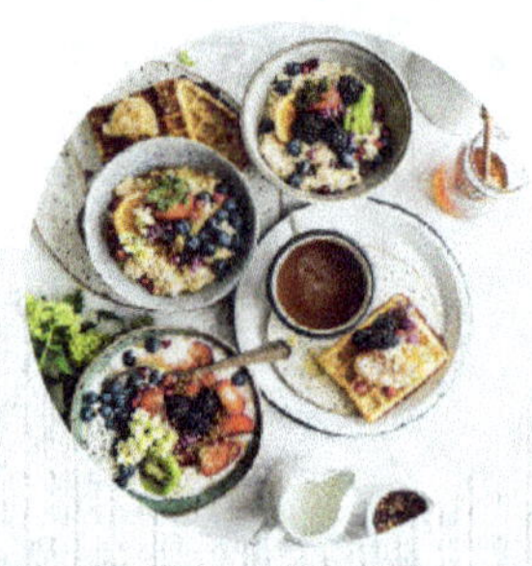

Promoción de una alimentación balanceada:
- Elegir snacks saludables te permite incorporar una variedad de nutrientes importantes en tu dieta diaria, incluyendo vitaminas, minerales, fibra y proteínas. Al optar por opciones nutritivas y equilibradas, estás apoyando la salud general de tu cuerpo y promoviendo un estilo de vida saludable a largo plazo.

Fomento de hábitos alimenticios saludables:
- Integrar snacks saludables en tu rutina diaria no solo te ayuda a alcanzar tus objetivos de pérdida de peso, sino que también fomenta hábitos alimenticios más saludables a largo plazo. Al aprender a elegir opciones nutritivas y equilibradas, estás estableciendo una base sólida para una alimentación saludable y sostenible en el futuro.

En resumen, los snacks saludables pueden ser una herramienta valiosa en tu arsenal para la pérdida de peso y la mejora de tu salud en general. Al elegir opciones nutritivas y equilibradas, puedes satisfacer tus antojos de manera saludable y apoyar tus objetivos de bienestar a largo plazo.

Consejos para elegir y preparar snacks saludables

1. Planificación previa:
Antes de salir de casa o hacer la compra, tómate un tiempo para planificar tus snacks saludables para la semana. Esto te ayudará a evitar caer en opciones poco saludables cuando tengas hambre.

2. Opta por alimentos integrales:
Prioriza alimentos integrales y naturales en lugar de opciones procesadas y con alto contenido de azúcares añadidos. Los alimentos integrales como frutas, verduras, nueces, semillas y productos lácteos naturales son opciones nutritivas y satisfactorias.

3. Equilibra los macronutrientes:
Busca snacks que combinen proteínas, carbohidratos y grasas saludables para mantener la saciedad y el equilibrio energético. Por ejemplo, un puñado de frutos secos junto con una pieza de fruta o un yogur griego con granola son opciones equilibradas y satisfactorias.

4. Controla las porciones:
Es importante controlar las porciones incluso cuando se trata de snacks saludables. Opta por porciones pequeñas y evita comer directamente de la bolsa o el paquete para evitar excederte en las calorías.

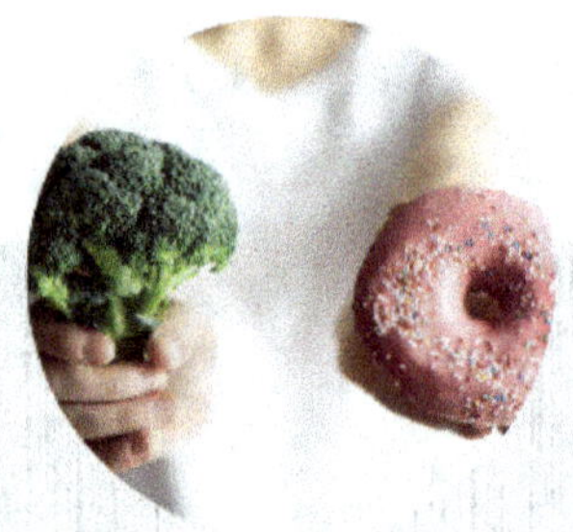

5. Prepara tus propios snacks:

Preparar tus propios snacks en casa te permite tener un mayor control sobre los ingredientes y las cantidades utilizadas. Además, es una excelente manera de experimentar con sabores y texturas para crear opciones personalizadas según tus preferencias.

6. Mantén los snacks a la vista:

Mantén los snacks saludables a la vista y al alcance fácil, tanto en casa como en el trabajo. Esto te ayudará a evitar tentaciones poco saludables y a optar por opciones nutritivas cuando tengas hambre entre comidas.

7. Experimenta con nuevas recetas:

No tengas miedo de experimentar con nuevas recetas y sabores para mantener tus snacks saludables interesantes y variados. Prueba diferentes combinaciones de ingredientes y métodos de preparación para descubrir tus favoritos.

8. Bebe suficiente agua:

Asegúrate de mantenerte bien hidratado bebiendo suficiente agua durante todo el día. A menudo, la sed se confunde con el hambre, por lo que beber agua puede ayudarte a controlar los antojos y evitar comer en exceso.

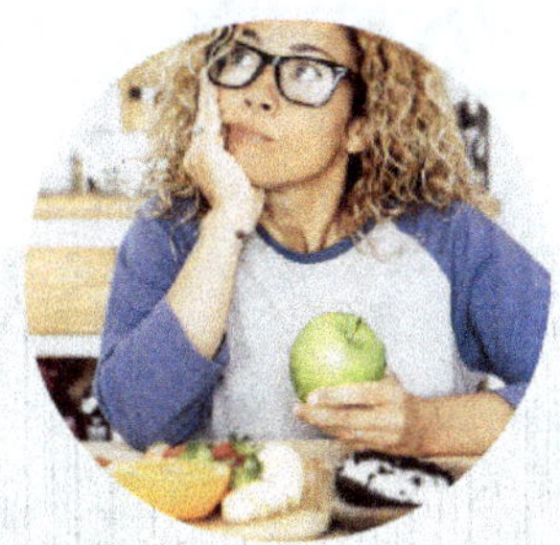

9. Considera tus necesidades nutricionales individuales:
Ten en cuenta tus necesidades nutricionales individuales al elegir snacks saludables. Si tienes restricciones dietéticas o necesidades específicas, busca opciones que se ajusten a tus requerimientos nutricionales y preferencias personales.

10. Disfruta con moderación:
Por último, recuerda que disfrutar de snacks saludables no significa privarte de placer. Disfruta de tus snacks con moderación y sin sentimientos de culpa, sabiendo que estás cuidando tu cuerpo y tu bienestar general.

Al seguir estos consejos y tomar decisiones conscientes sobre tus snacks, puedes incorporar opciones saludables y deliciosas en tu dieta diaria, apoyando así tu viaje hacia una vida más saludable y equilibrada.

Snack 01

Yogur griego con frutas

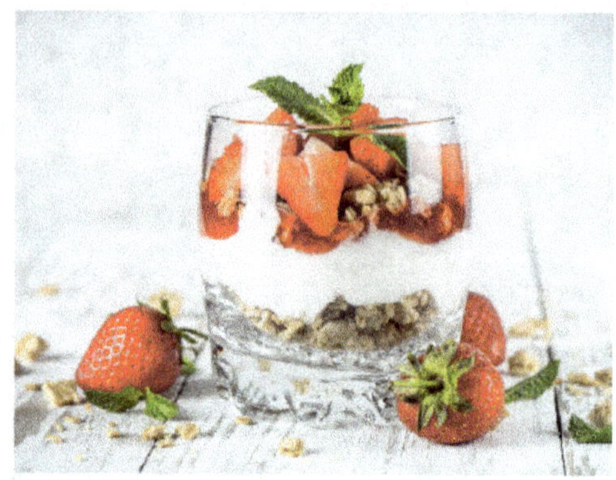

El yogur griego con frutas frescas es mucho más que un simple snack; es una explosión de sabor y nutrición que deleita tus sentidos y beneficia tu salud en múltiples niveles. El yogur griego, conocido por su consistencia cremosa y su alto contenido proteico, es una fuente excepcional de nutrientes esenciales para el cuerpo. Su riqueza en proteínas no solo ayuda a mantener la sensación de saciedad por más tiempo, sino que también contribuye al crecimiento y reparación muscular, convirtiéndolo en una opción ideal para quienes buscan mantener una dieta equilibrada y activa.

Además, el yogur griego es una excelente fuente de calcio, un mineral fundamental para la salud ósea y dental. Al incorporarlo regularmente en tu dieta, fortaleces tus huesos y dientes, previniendo así el riesgo de osteoporosis y otras enfermedades relacionadas con la densidad ósea. Esta combinación de proteínas y calcio convierte al yogur griego en un aliado poderoso para mantener una estructura ósea sólida y resistente.

Pero eso no es todo: al agregar una variedad de frutas frescas al yogur griego, elevas su perfil nutricional a otro nivel. Las frutas frescas, como las fresas, arándanos, kiwis y mangos, están repletas de vitaminas, minerales y antioxidantes que apoyan la salud en general. Desde la vitamina C que impulsa el sistema inmunológico hasta los antioxidantes que combaten el daño celular.

Ingredientes: 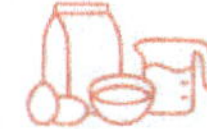

- 1 taza de yogur griego natural.
- Frutas frescas cortadas en trozos (fresas, arándanos, kiwi, mango, etc.).
- Opcional: miel o sirope de agave para endulzar (al gusto).

Elaboración: 

1. En un recipiente, coloca el yogur griego.
2. Agrega las frutas frescas cortadas en trozos sobre el yogur.
3. Si deseas un toque de dulzor adicional, puedes agregar un poco de miel o sirope de agave al gusto.
4. Revuelve suavemente para combinar los ingredientes.
5. ¡Tu yogur griego con frutas frescas está listo para disfrutar!

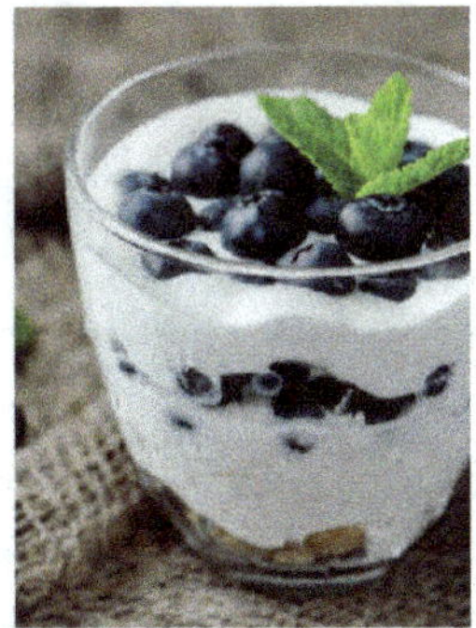

Macronutrientes (por cada 100 gramos)	
Calorías	60 kcal
Grasas	3 gramos
Hidratos de carbono	6 gramos
Proteínas	6 gramos

Snack 02

Plátano con mantequilla de cacahuete

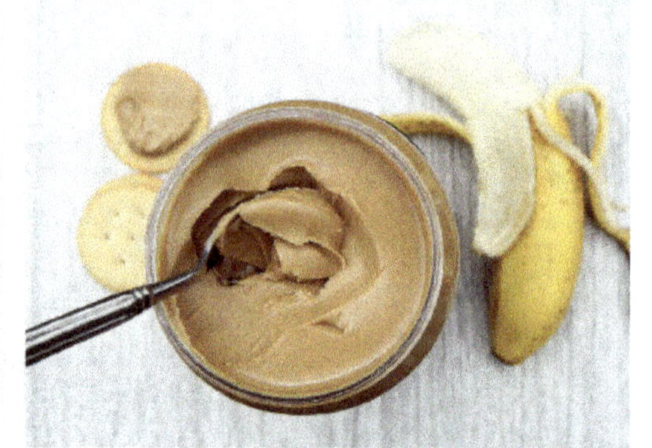

El plátano es una fruta altamente nutritiva que proporciona una fuente rápida de energía debido a su alto contenido de carbohidratos naturales. Es especialmente rico en potasio, un mineral esencial para la función muscular y la regulación de la presión arterial. Además, los plátanos contienen vitamina B6, que es importante para la función cerebral y la producción de hemoglobina, así como fibra dietética que ayuda a la digestión y promueve la saciedad.

La mantequilla de cacahuete es una excelente fuente de proteínas y grasas saludables, particularmente grasas monoinsaturadas y poliinsaturadas, que son beneficiosas para la salud cardiovascular. También es rica en vitamina E, un antioxidante que protege las células del daño oxidativo.

Combinando plátano con mantequilla de cacahuete, obtienes un snack equilibrado que no solo satisface tus antojos dulces, sino que también proporciona una combinación de nutrientes que ayudan a mantenerte lleno y energizado. Este snack es ideal para consumir antes o después de un entrenamiento, como un impulso energético a media tarde, o incluso como parte de un desayuno rápido y nutritivo. La combinación de fibra del plátano y las proteínas y grasas saludables de la mantequilla de cacahuete ayuda a mantener estables los niveles de azúcar en la sangre, evitando picos y caídas que pueden provocar hambre y antojos poco saludables.

Ingredientes:

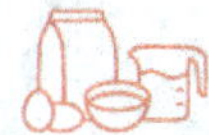

- 1 plátano maduro
- 1-2 cucharadas de mantequilla de cacahuete natural

Elaboración:

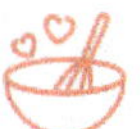

1. Pela el plátano y córtalo en rodajas o por la mitad, según prefieras.
2. Unta la mantequilla de cacahuete sobre el plátano.
3. ¡Listo! Disfruta de este delicioso y nutritivo snack inmediatamente.

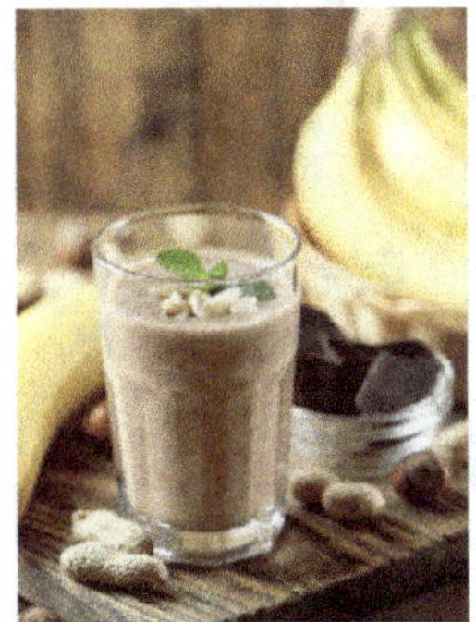

Macronutrientes (por cada 100 gramos)

Calorías	220 kcal
Grasas	12 gramos
Hidratos de carbono	23 gramos
Proteínas	5 gramos

Snack 03

Palitos de zanahoria con hummus

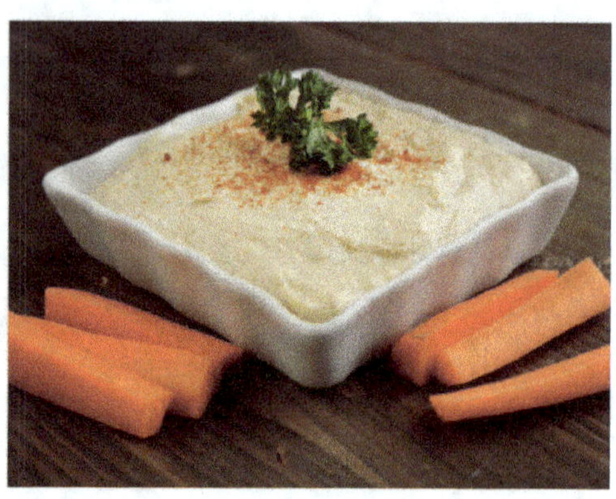

Las zanahorias son una fuente excelente de vitamina A en forma de betacaroteno, un antioxidante que es esencial para la salud ocular y el sistema inmunológico. Además, las zanahorias son ricas en fibra, lo que promueve una digestión saludable y ayuda a mantener la saciedad. Este vegetal crujiente también aporta otros nutrientes importantes como la vitamina K, vitamina C y potasio.

El hummus, hecho principalmente de garbanzos, es una fuente rica en proteínas vegetales y fibra. Contiene grasas saludables provenientes del tahini (pasta de sésamo) y del aceite de oliva, que son beneficiosas para la salud cardiovascular. El hummus también aporta una buena cantidad de hierro, magnesio, fósforo y vitaminas del complejo B.

La combinación de palitos de zanahoria con hummus resulta en un snack equilibrado que es bajo en calorías pero alto en nutrientes. Este snack es perfecto para mantener la energía y la saciedad entre comidas, gracias a la fibra de las zanahorias y las proteínas y grasas saludables del hummus. Es una excelente opción para quienes buscan una alternativa saludable a los snacks procesados, proporcionando una mezcla de texturas y sabores que es a la vez satisfactoria y deliciosa.

Ingredientes:

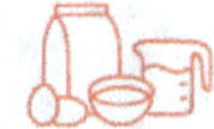

- 2-3 zanahorias grandes
- 1 taza de hummus (puede ser casero o comprado)

Elaboración:

1. Lava y pela las zanahorias.
2. Corta las zanahorias en palitos de tamaño uniforme.
3. Coloca el hummus en un recipiente pequeño.
4. Sirve los palitos de zanahoria junto con el hummus para mojar y disfrutar.

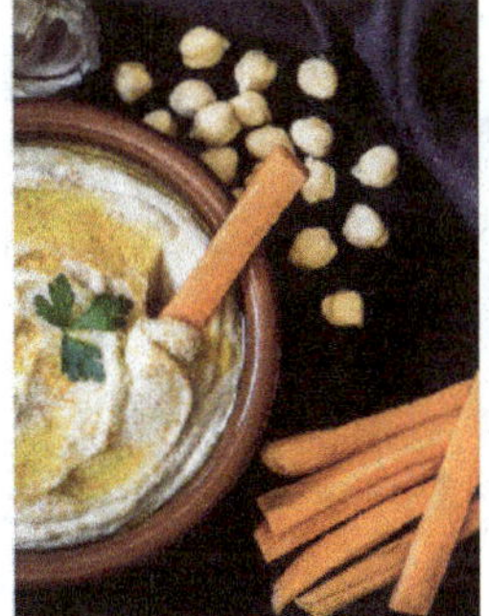

Macronutrientes (por cada 100 gramos)

Calorías	177 kcal
Grasas	13 gramos
Hidratos de carbono	10 gramos
Proteínas	3 gramos

Snack 04

Batido de frutas con espinacas

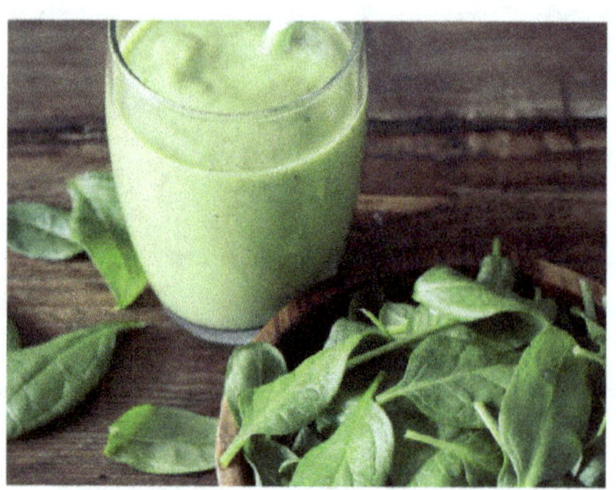

El batido de frutas con espinacas es una opción refrescante y nutritiva para un snack o desayuno saludable. Este batido combina la dulzura natural de las frutas con los beneficios nutritivos de las espinacas, proporcionando una gran cantidad de vitaminas, minerales y antioxidantes. Las frutas aportan energía rápida y fibra, mientras que las espinacas son ricas en hierro, calcio y vitaminas A, C y K. Juntos, crean una bebida deliciosa que es tan saludable como sabrosa.

La leche, ya sea de origen animal o vegetal, aporta proteínas y calcio adicionales, lo que ayuda a hacer este batido más equilibrado y nutritivo. Si eliges una leche vegetal fortificada, también puedes obtener una buena cantidad de vitamina D y B12.

Este batido es ideal para consumir como un desayuno rápido y nutritivo, una merienda refrescante, o un refuerzo energético antes o después de hacer ejercicio. Su combinación de frutas y espinacas no solo es deliciosa, sino que también te proporciona una amplia gama de nutrientes esenciales para mantener tu salud y bienestar.

Ingredientes: 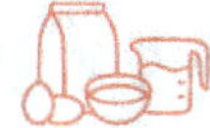

- 1 plátano maduro
- 1/2 taza de fresas frescas o congeladas
- 1/2 taza de mango fresco o congelado
- 1 taza de espinacas frescas
- 1 taza de leche (puede ser leche de almendra, leche de coco, o cualquier leche de tu elección)
- Opcional: 1 cucharadita de miel o sirope de agave para endulzar

Elaboración: 

1. Lava y prepara todas las frutas y las espinacas.
2. En una licuadora, coloca el plátano, las fresas, el mango y las espinacas.
3. Añade la leche y, si lo deseas, la miel o el sirope de agave.
4. Licúa todos los ingredientes hasta obtener una mezcla suave y homogénea.
5. Vierte el batido en un vaso y disfruta de inmediato.

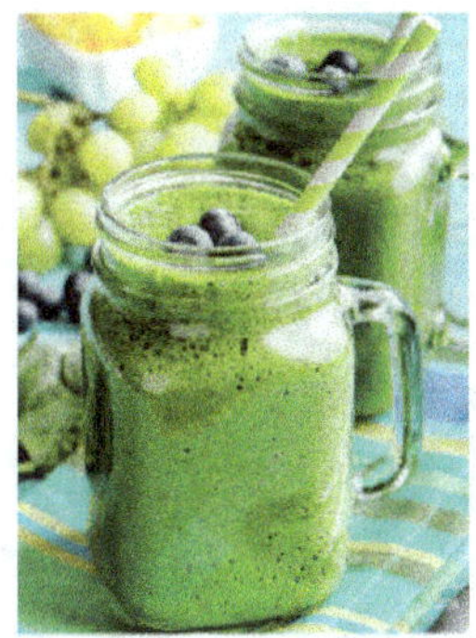

Macronutrientes (por cada 100 gramos)

Calorías	60 kcal
Grasas	0,5 gramos
Hidratos de carbono	13 gramos
Proteínas	1,5 gramos

Snack 05

Rodajas de manzana con mantequilla de cacahuete

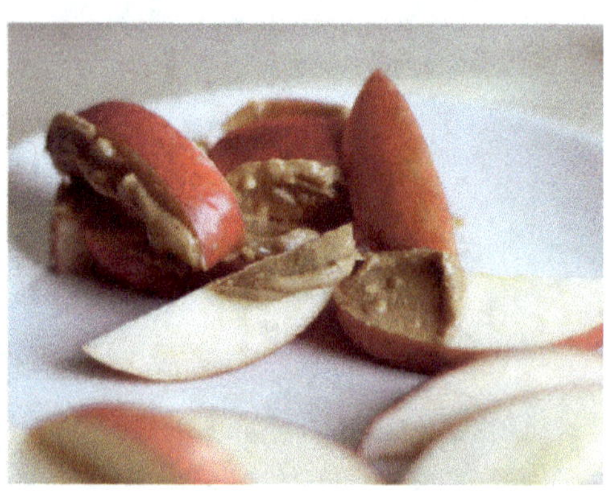

Las rodajas de manzana con crema de cacahuate son un snack delicioso y fácil de preparar que combina la frescura y el dulzor de la manzana con la cremosidad y riqueza proteica de la crema de cacahuate. Este snack es una excelente fuente de energía y nutrientes, ideal para mantenerte saciado y satisfecho entre comidas. Las manzanas son ricas en fibra y vitamina C, mientras que la crema de cacahuate aporta proteínas, grasas saludables y vitamina E.

La fibra ayuda a mantener la digestión saludable y a controlar los niveles de azúcar en la sangre, lo que puede ayudar a prevenir picos y caídas de energía. Además, las manzanas son ricas en vitamina C, un antioxidante que fortalece el sistema inmunológico y promueve la salud de la piel.

La crema de cacahuate es una excelente fuente de proteínas y grasas saludables, que son esenciales para mantener la saciedad y proporcionar energía sostenida. Las grasas monoinsaturadas presentes en la crema de cacahuate son beneficiosas para la salud cardiovascular.

La combinación de rodajas de manzana con crema de cacahuate resulta en un snack que es tanto delicioso como nutritivo. Este snack proporciona una mezcla equilibrada de carbohidratos, proteínas y grasas, lo que lo hace ideal para mantenerte energizado y satisfecho entre comidas.

Ingredientes: 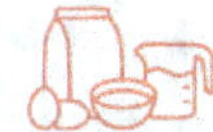

- 1 manzana grande (cualquier variedad)
- 2 cucharadas de crema de cacahuate natural

Elaboración: 

1. Lava bien la manzana.
2. Corta la manzana en rodajas finas, eliminando el corazón.
3. Unta una pequeña cantidad de crema de cacahuate sobre cada rodaja de manzana.
4. ¡Listo! Disfruta de este delicioso y nutritivo snack inmediatamente.

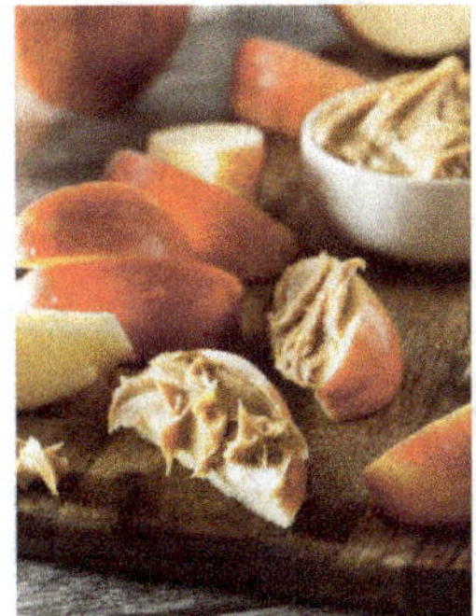

Macronutrientes (por cada 100 gramos)

Calorías	335 kcal
Grasas	25 gramos
Hidratos de carbono	10 gramos
Proteínas	15 gramos

Snack 06

Rodajas de pepino con queso cottage

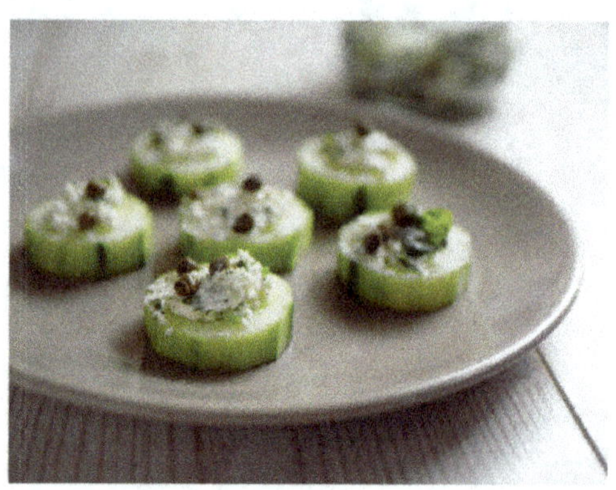

Las rodajas de pepino con queso cottage son un snack refrescante, ligero y altamente nutritivo. Este snack es ideal para quienes buscan una opción baja en calorías pero rica en proteínas y nutrientes esenciales.

El pepino es una verdura muy hidratante debido a su alto contenido de agua, lo que lo hace ideal para mantener la hidratación y proporcionar una sensación de frescura. Además, el pepino es una buena fuente de vitamina K, que es importante para la coagulación de la sangre y la salud ósea. También contiene antioxidantes como los flavonoides y los taninos, que pueden ayudar a reducir el riesgo de enfermedades crónicas.

El queso cottage es un producto lácteo rico en proteínas, lo que lo convierte en una excelente opción para aquellos que buscan aumentar su ingesta proteica sin añadir muchas calorías. Las proteínas son esenciales para la reparación y el crecimiento muscular, y también ayudan a mantener la saciedad.

La combinación de rodajas de pepino con queso cottage ofrece un balance perfecto entre frescura y cremosidad, proporcionando un snack que es bajo en calorías pero alto en proteínas y otros nutrientes esenciales.

Ingredientes: 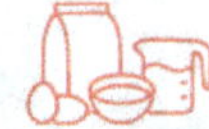

- 1 pepino grande
- 1/2 taza de queso cottage bajo en grasa

Elaboración: 

1. Lava bien el pepino.
2. Corta el pepino en rodajas finas.
3. Coloca una pequeña cantidad de queso cottage sobre cada rodaja de pepino.
4. ¡Listo! Disfruta de este refrescante y nutritivo snack de inmediato.

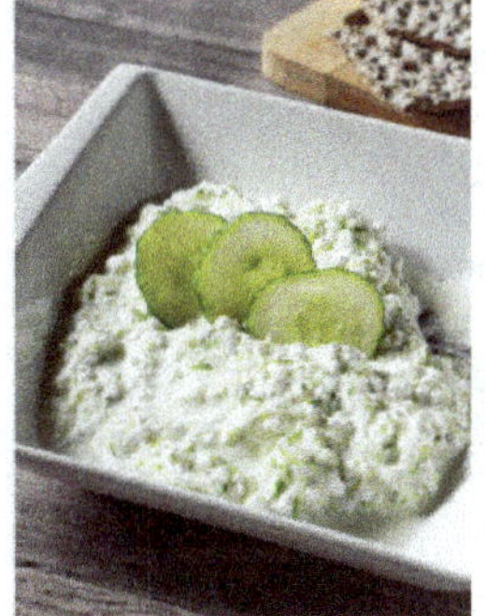

Macronutrientes (por cada 100 gramos)

Calorías	57 kcal
Grasas	2 gramos
Hidratos de carbono	3,5 gramos
Proteínas	5 gramos

Snack 07

Batata asada con canela

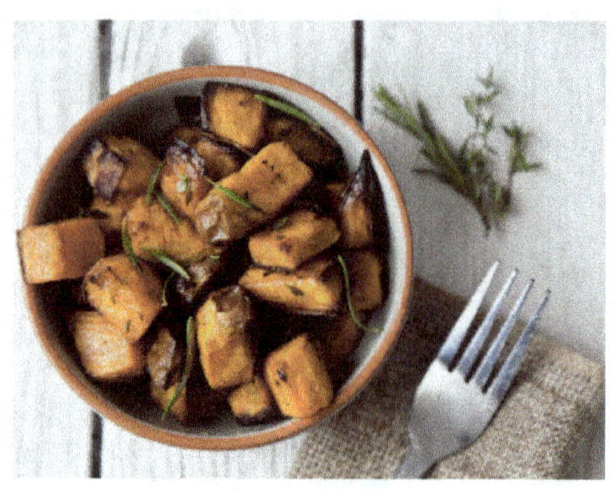

La batata asada con canela es un snack delicioso y reconfortante que combina la dulzura natural de la batata con el aroma y sabor especiado de la canela. Este snack es una opción saludable y satisfactoria, ya que la batata es rica en fibra, vitaminas y minerales, mientras que la canela añade un toque de sabor sin agregar calorías vacías.

La batata es una excelente fuente de fibra dietética, que es beneficiosa para la digestión y ayuda a mantener la sensación de saciedad. También es rica en vitamina A, vitamina C, manganeso y potasio. La vitamina A es importante para la salud de la piel y la visión, mientras que el potasio es esencial para la función muscular y la regulación de la presión arterial.

La canela no solo añade sabor y aroma al snack, sino que también puede tener beneficios para la salud. Se ha demostrado que la canela ayuda a regular los niveles de azúcar en la sangre, mejora la sensibilidad a la insulina y tiene propiedades antioxidantes y antiinflamatorias.

Este snack de batata asada con canela es una opción reconfortante y saludable que puedes disfrutar en cualquier momento del día. Es especialmente adecuado como postre o merienda, ya que satisface el antojo de algo dulce sin añadir demasiadas calorías.

Ingredientes: 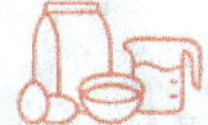

- 1 batata grande
- Canela en polvo (al gusto)

Elaboración: 

1. Precalienta el horno a 200°C.
2. Lava bien la batata y sécala con un paño limpio.
3. Pincha la batata varias veces con un tenedor.
4. Espolvorea un poco de canela en polvo sobre la batata.
5. Envuelve la batata en papel de aluminio.
6. Coloca la batata envuelta en una bandeja para hornear.
7. Hornea durante aproximadamente 45-60 minutos, o hasta que esté tierna.
8. Retira del horno, deja enfriar un poco y sirve.

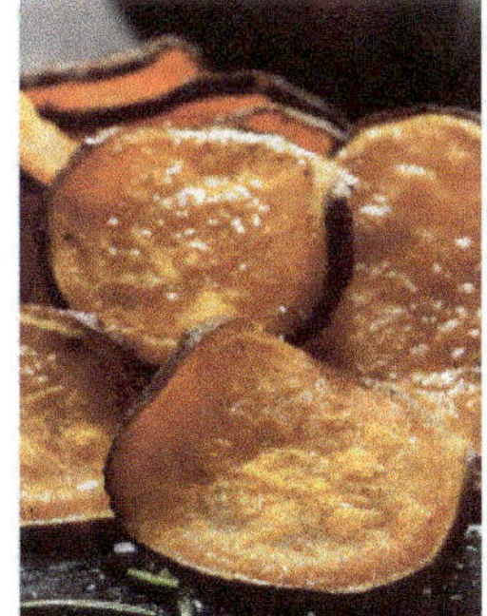

Macronutrientes (por cada 100 gramos)

Calorías	86 kcal
Grasas	0,1 gramos
Hidratos de carbono	20 gramos
Proteínas	1.6 gramos

Snack 08

Mousse de chocolate y aguacate

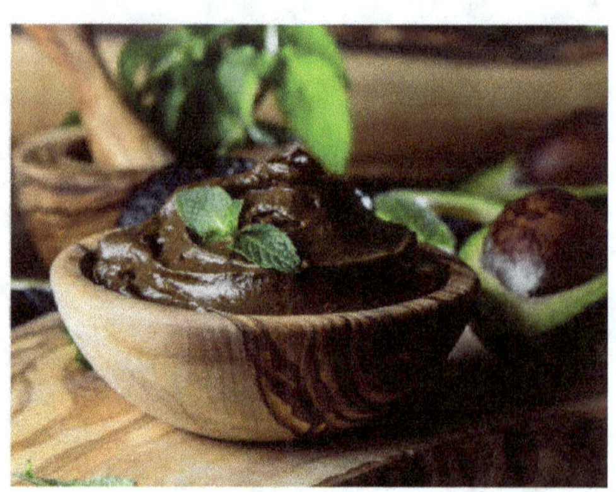

El mousse de chocolate y aguacate es un postre delicioso y nutritivo que combina la suavidad del aguacate con el sabor intenso del chocolate. Este snack es una opción saludable y satisfactoria, ya que el aguacate aporta grasas saludables, fibra y una textura cremosa, mientras que el chocolate proporciona antioxidantes y un sabor indulgente. Además, es una alternativa más saludable a los mousses tradicionales que suelen ser ricos en azúcares añadidos y grasas saturadas.

El cacao en polvo sin azúcar es una excelente fuente de antioxidantes, especialmente flavonoides, que tienen efectos beneficiosos para la salud cardiovascular y el sistema nervioso. El cacao también contiene minerales como hierro, magnesio y zinc, así como compuestos estimulantes como la teobromina, que pueden mejorar el estado de ánimo y aumentar la energía.

Este mousse de chocolate y aguacate es una opción indulgente pero nutritiva que puedes disfrutar como postre o incluso como un snack entre comidas. Es rico y cremoso, con un sabor a chocolate decadente pero sin los ingredientes no deseados que suelen estar presentes en los postres convencionales. Además, es fácil de hacer y se puede personalizar según tus preferencias añadiendo otros ingredientes como extracto de menta o ralladura de naranja.

Ingredientes:

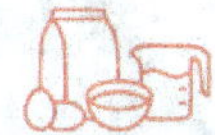

- 1 aguacate maduro
- 2 cucharadas de cacao en polvo sin azúcar
- 2-3 cucharadas de sirope de agave o miel (opcional, según el nivel de dulzura deseado)
- 1 cucharadita de extracto de vainilla
- Opcional: un poco de leche (de tu elección) para ajustar la consistencia

Elaboración:

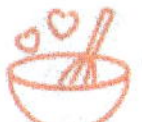

1. Corta el aguacate por la mitad, retira el hueso y saca la pulpa.
2. En un procesador de alimentos o licuadora, mezcla la pulpa de aguacate con el cacao en polvo, el sirope de agave o miel (si se desea), y el extracto de vainilla.
3. Mezcla hasta obtener una textura suave y cremosa, añadiendo un poco de leche si es necesario para alcanzar la consistencia deseada.
4. Prueba y ajusta el dulzor según tu gusto.
5. Transfiere el mousse a cuencos individuales y refrigera durante al menos 30 minutos antes de servir.
6. Opcional: decora con trozos de fruta fresca, nueces picadas o virutas de chocolate antes de servir.

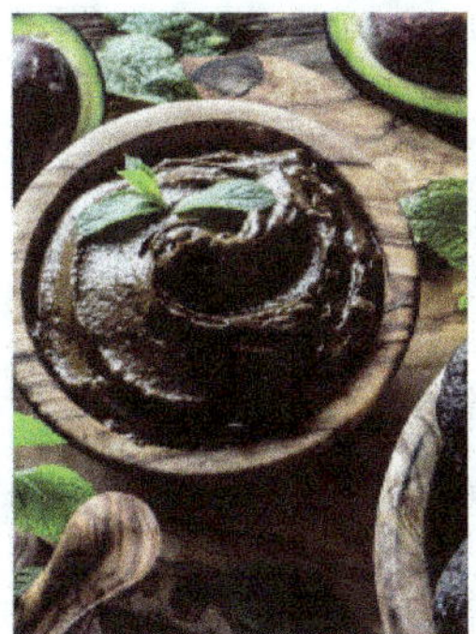

Macronutrientes (por cada 100 gramos)

Calorías	160 kcal
Grasas	13 gramos
Hidratos de carbono	10 gramos
Proteínas	2,5 gramos

Snack 09

Tazón de bayas mixtas con miel

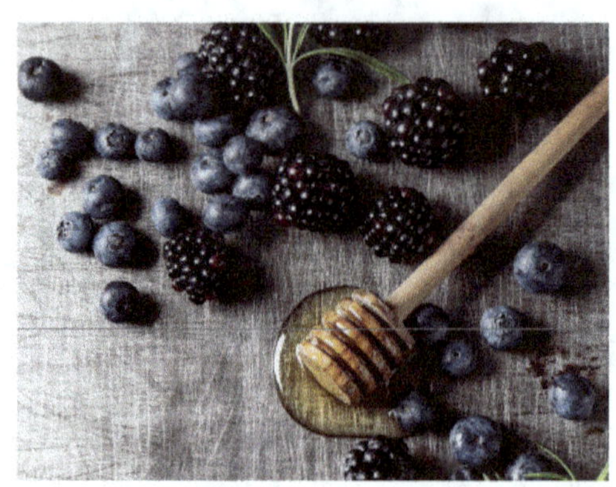

El tazón de bayas mixtas con miel es un snack delicioso y nutritivo que combina la frescura y dulzura natural de las bayas con el toque de dulzura de la miel. Este snack es una excelente opción para satisfacer los antojos de algo dulce de forma saludable, ya que las bayas son ricas en antioxidantes, vitaminas y fibra, mientras que la miel aporta propiedades antibacterianas y un sabor delicioso.

Las bayas son bajas en calorías y ricas en fibra, lo que las hace ideales para mantener la saciedad y promover una digestión saludable.

La miel es un edulcorante natural que añade un delicioso sabor dulce al tazón de bayas sin necesidad de agregar azúcares refinados. Además de su sabor, la miel también tiene propiedades antibacterianas y antioxidantes, que pueden ayudar a fortalecer el sistema inmunológico y proteger contra enfermedades.

Este tazón de bayas mixtas con miel es una opción rápida, fácil y saludable para satisfacer los antojos de algo dulce. Es perfecto como desayuno ligero, merienda energizante o postre saludable. Además, puedes personalizarlo según tus preferencias añadiendo otros ingredientes como yogur griego, granola o frutos secos.

Ingredientes: 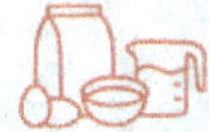

- 1 taza de bayas mixtas (fresas, arándanos, frambuesas, moras, etc.)
- 1 cucharadita de miel (o al gusto)

Elaboración: 

1. Lava bien las bayas y sécalas con cuidado.
2. Coloca las bayas en un tazón.
3. Rocía la miel sobre las bayas, según tu gusto personal.
4. Mezcla suavemente las bayas y la miel para cubrir las bayas de manera uniforme.
5. ¡Listo! Disfruta de este refrescante y delicioso tazón de bayas mixtas con miel.

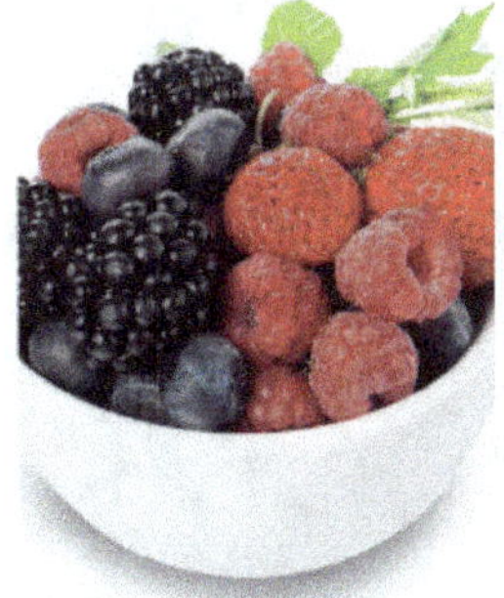

Macronutrientes (por cada 100 gramos)

Calorías	40 kcal
Grasas	0,2 gramos
Hidratos de carbono	10 gramos
Proteínas	0,6 gramos

Snack 10

Barritas de cereal caseras

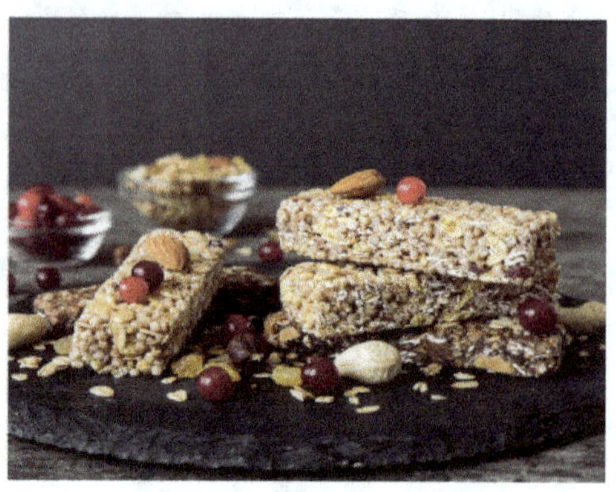

Las barritas de cereal caseras son una excelente opción de snack para proporcionar energía rápida y duradera. Los copos de avena son una fuente de carbohidratos de liberación sostenida, lo que significa que te mantendrán lleno y satisfecho durante más tiempo. Los frutos secos y las semillas añaden grasas saludables y proteínas, que son importantes para mantener la saciedad y apoyar la salud muscular.

La miel o el sirope de agave actúan como endulzantes naturales y también ayudan a unir los ingredientes de las barritas. La mantequilla de almendra o de cacahuete proporciona una textura cremosa y un sabor delicioso, además de grasas saludables y proteínas. Los dátiles o pasas añaden un toque de dulzura adicional y pueden mejorar la textura de las barritas.

Estas barritas de cereal caseras son versátiles y pueden personalizarse según tus preferencias añadiendo otros ingredientes como chocolate rallado, coco rallado o incluso especias como canela o jengibre. Son una opción conveniente y nutritiva para tener a mano cuando necesitas un tentempié rápido y delicioso.

Ingredientes: 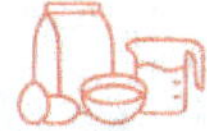

- 1 taza de copos de avena
- 1/2 taza de frutos secos picados (como almendras, nueces o cacahuetes)
- 1/4 taza de semillas de girasol
- 1/4 taza de miel o sirope de agave
- 1/4 taza de mantequilla de almendra o de cacahuete
- 1/2 taza de dátiles o pasas, picados (opcional)
- 1 cucharadita de extracto de vainilla y pizca de sal

Elaboración: 

1. En un bol grande, mezcla los copos de avena, los frutos secos picados y las semillas de girasol.
2. En un cazo pequeño, calienta la miel y la mantequilla de almendra (o de cacahuete) a fuego medio hasta que se derritan y se mezclen bien.
3. Retira la mezcla del fuego y añade el extracto de vainilla y una pizca de sal. Mezcla bien.
4. Vierte la mezcla líquida sobre los ingredientes secos y mezcla hasta que todos los ingredientes estén bien combinados.
5. Transfiere la mezcla a un molde o bandeja forrada con papel de hornear y presiona firmemente para compactarla.
6. Refrigera durante al menos 1 hora, luego corta en barritas o cuadraditos.

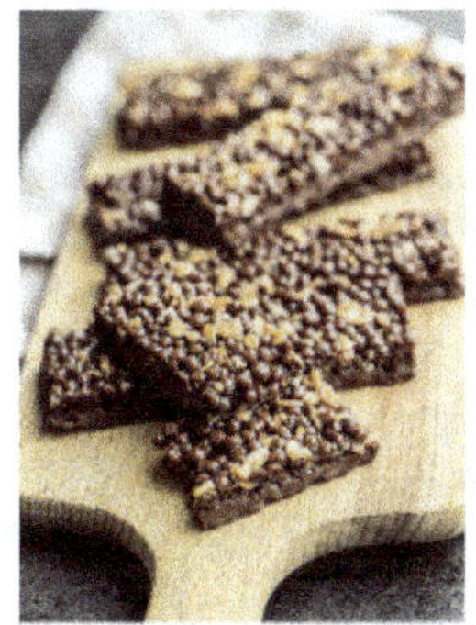

Macronutrientes (por cada 100 gramos)

Calorías	380 kcal
Grasas	22 gramos
Hidratos de carbono	35 gramos
Proteínas	10 gramos

Snack 11

Muffins integrales de plátano y nueces

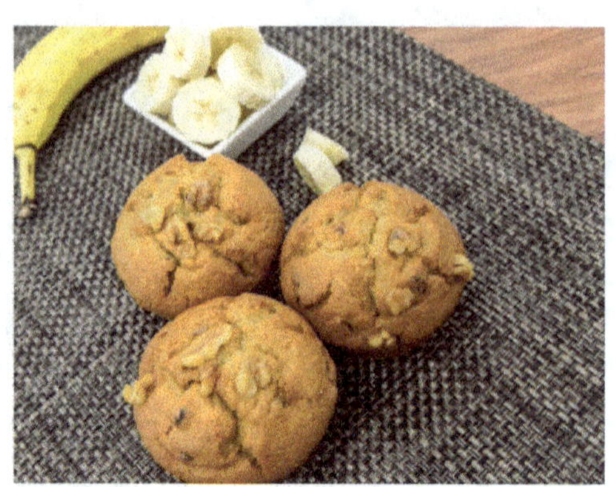

Los muffins integrales de plátano y nueces son una opción más saludable en comparación con los muffins tradicionales, ya que están hechos con harina de trigo integral en lugar de harina refinada. La harina de trigo integral es rica en fibra, lo que ayuda a regular el tránsito intestinal y a mantener la sensación de saciedad.

Los plátanos aportan dulzor natural y humedad a los muffins, además de vitaminas y minerales como potasio, vitamina C y vitamina B6. Las nueces añaden textura crujiente y sabor a nuez, así como grasas saludables omega-3, proteínas y fibra, lo que los convierte en un complemento nutritivo para estos muffins.

Estos muffins integrales de plátano y nueces son una excelente opción para aquellos que buscan satisfacer su antojo de algo dulce de forma saludable. Son fáciles de hacer y se pueden adaptar según tus preferencias añadiendo otros ingredientes como chips de chocolate, arándanos o semillas.

Ingredientes: 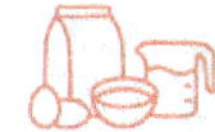

- 1 taza de harina de trigo integral
- 1 cucharadita de levadura en polvo
- 1/2 cucharadita de bicarbonato de sodio
- 1/4 cucharadita de sal
- 3 plátanos maduros, machacados
- 1/4 taza de aceite de coco o aceite de oliva
- 1/4 taza de miel o sirope de arce
- 1 huevo grande
- 1 cucharadita de extracto de vainilla
- 1/2 taza de nueces picadas

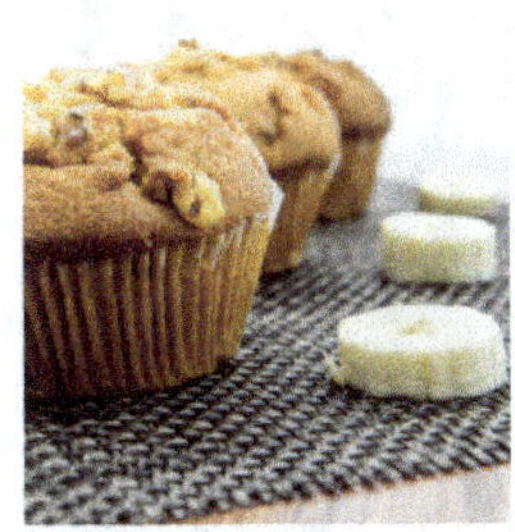

Macronutrientes (por cada 100 gramos)

Calorías	260 kcal
Grasas	15 gramos
Hidratos de carbono	30 gramos
Proteínas	5 gramos

Elaboración: 

1. Precalienta el horno a 180°C y engrasa o coloca papel para muffins en un molde para muffins.
2. En un bol grande, mezcla la harina de trigo integral, la levadura en polvo, el bicarbonato de sodio y la sal.
3. En otro bol, mezcla los plátanos machacados, el aceite de coco (o aceite de oliva), la miel (o sirope de arce), el huevo y el extracto de vainilla.
4. Vierte los ingredientes húmedos sobre los ingredientes secos y mezcla hasta que estén bien combinados.
5. Agrega las nueces picadas y mezcla suavemente.
6. Vierte la masa en los moldes para muffins, llenándolos aproximadamente 3/4 de su capacidad.
7. Hornea durante unos 20-25 minutos, o hasta que al insertar un palillo en el centro de un muffin, este salga limpio.
8. Deja enfriar en el molde durante unos minutos, luego transfiere los muffins a una rejilla para que se enfríen completamente.

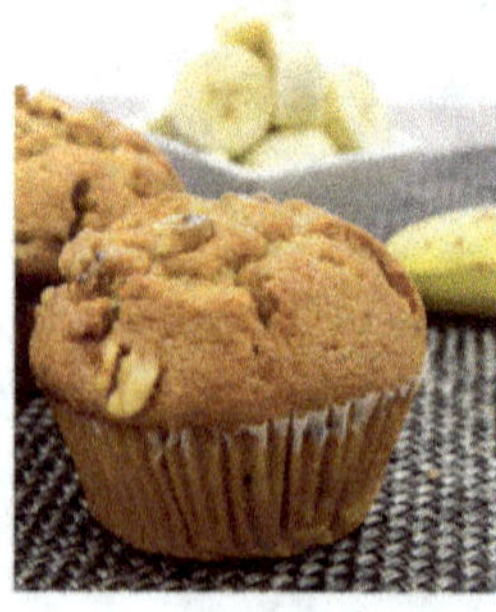

Macronutrientes (por cada 100 gramos)

Calorías	260 kcal
Grasas	15 gramos
Hidratos de carbono	30 gramos
Proteínas	5 gramos

Snack 12

Barritas de granola caseras

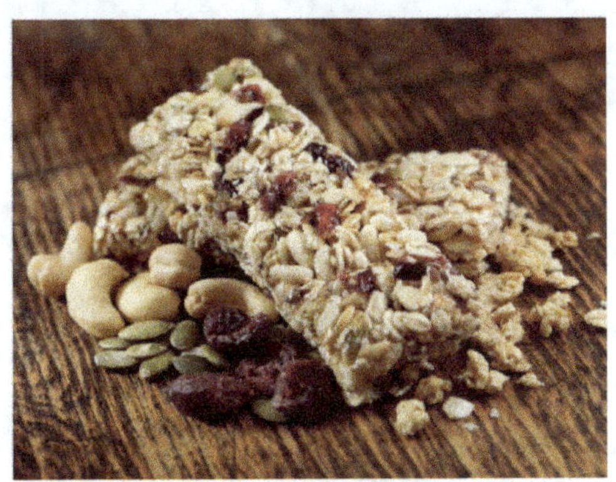

Las barritas de granola caseras son una excelente manera de disfrutar de la energía y los nutrientes de la avena, los frutos secos y las semillas en un formato conveniente y delicioso. La avena es una excelente fuente de fibra soluble, que ayuda a regular el azúcar en la sangre y a mantener la saciedad.

Los frutos secos y las semillas añaden grasas saludables, proteínas y una variedad de vitaminas y minerales, incluyendo vitamina E, magnesio y zinc. La miel actúa como un endulzante natural y también ayuda a unir los ingredientes de las barritas, mientras que el aceite de coco (o de oliva) proporciona humedad y una textura crujiente.

Estas barritas de granola caseras son totalmente personalizables, así que siéntete libre de añadir tus ingredientes favoritos como frutas deshidratadas, chips de chocolate o coco rallado. Son una opción perfecta para un snack rápido y nutritivo que puedes llevar contigo a donde quiera que vayas.

Ingredientes: 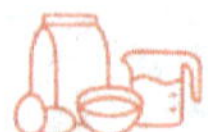

- 2 tazas de copos de avena
- 1/2 taza de almendras picadas
- 1/2 taza de nueces picadas
- 1/4 taza de semillas de girasol
- 1/4 taza de semillas de calabaza
- 1/2 taza de miel
- 1/4 taza de aceite de coco o de oliva
- 1 cucharadita de extracto de vainilla
- Opcionales: frutas deshidratadas, chips de chocolate, coco rallado

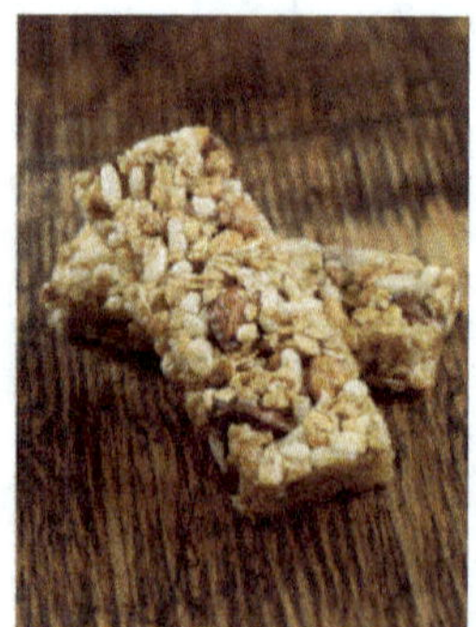

Macronutrientes (por cada 100 gramos)

Calorías	400 kcal
Grasas	25 gramos
Hidratos de carbono	40 gramos
Proteínas	8 gramos

Elaboración:

1. Precalienta el horno a 160°C y cubre un molde para hornear con papel pergamino.
2. En un bol grande, mezcla los copos de avena, las almendras picadas, las nueces picadas, las semillas de girasol y las semillas de calabaza.
3. En una cacerola pequeña, calienta la miel y el aceite de coco (o de oliva) a fuego medio-bajo, removiendo constantemente hasta que se mezclen bien.
4. Retira la mezcla del fuego y añade el extracto de vainilla. Mezcla bien.
5. Vierte la mezcla líquida sobre los ingredientes secos y revuelve hasta que todos los ingredientes estén bien cubiertos.
6. Transfiere la mezcla al molde preparado y presiona firmemente para compactarla.
7. Hornea durante 25-30 minutos, o hasta que esté dorada.
8. Retira del horno y deja enfriar en el molde durante unos minutos antes de cortar en barritas.
9. Una vez que esté completamente enfriada, puedes añadir opcionalmente frutas deshidratadas, chips de chocolate o coco rallado.

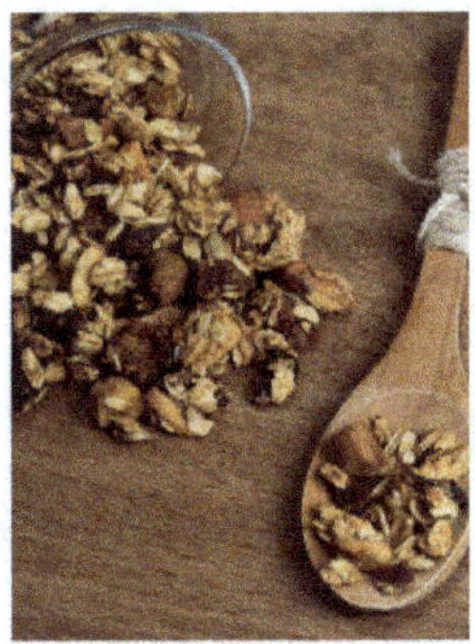

Macronutrientes (por cada 100 gramos)

Calorías	400 kcal
Grasas	25 gramos
Hidratos de carbono	40 gramos
Proteínas	8 gramos

Snack 13

Galletas de avena y pasas

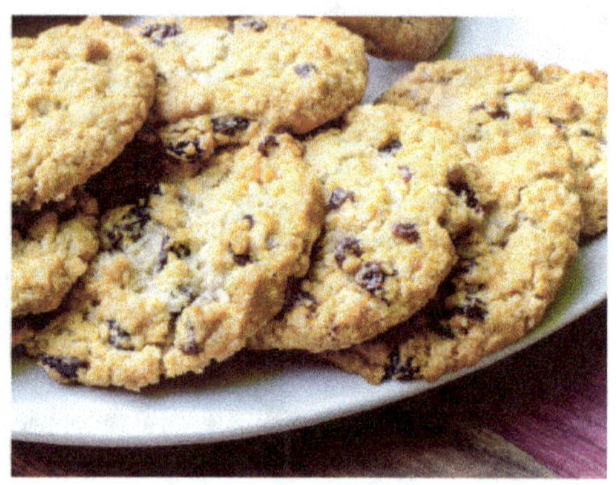

Las galletas de avena y pasas son mucho más que un simple tentempié; son un bocado nutritivo y reconfortante que combina lo mejor de la avena integral y las pasas jugosas. Estas galletas están cargadas de ingredientes saludables que no solo satisfacen tu paladar, sino que también nutren tu cuerpo de adentro hacia afuera.

La avena, uno de los ingredientes principales, es una excelente fuente de fibra dietética, la cual desempeña un papel fundamental en la salud digestiva y en la regulación del azúcar en la sangre. Además, la fibra ayuda a mantenernos satisfechos por más tiempo, lo que puede ayudar en el control del peso y en la prevención de picoteos innecesarios entre comidas.

Las pasas, conocidas por su dulzura natural y sabor agradable, no solo añaden un toque de dulzura a estas galletas, sino que también proporcionan una serie de nutrientes esenciales. Desde antioxidantes hasta vitaminas y minerales como hierro y potasio, las pasas son un ingrediente nutritivo que eleva el perfil nutricional de estas galletas.

Además de ser deliciosas, estas galletas de avena y pasas son una excelente opción para aquellos que buscan alternativas más saludables a los productos horneados convencionales. Al prepararlas en casa, tienes control total sobre los ingredientes que utilizas, lo que te permite evitar aditivos innecesarios.

Ingredientes: 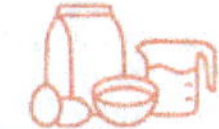

- 1 taza de copos de avena
- 1/2 taza de harina de trigo integral
- 1/4 taza de pasas
- 1/4 taza de miel o sirope de arce
- 1/4 taza de aceite de coco o de oliva
- 1 huevo
- 1 cucharadita de extracto de vainilla
- 1/2 cucharadita de bicarbonato de sodio
- Pizca de sal

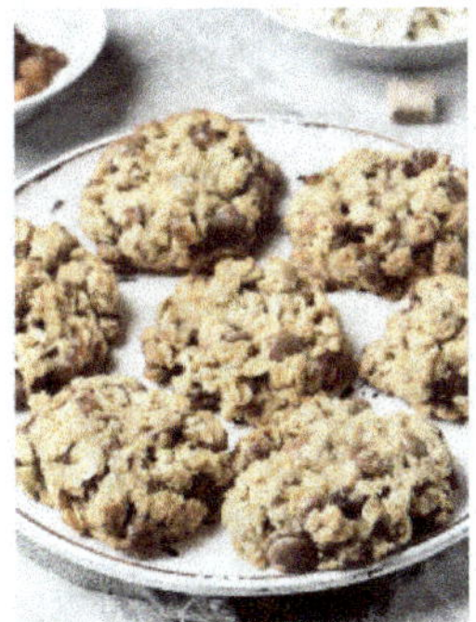

Macronutrientes (por cada 100 gramos)	
Calorías	360 kcal
Grasas	18 gramos
Hidratos de carbono	40 gramos
Proteínas	6 gramos

Elaboración: 

1. Precalienta el horno a 180°C y cubre una bandeja para hornear con papel pergamino.
2. En un bol grande, mezcla los copos de avena, la harina de trigo integral, las pasas, el bicarbonato de sodio y la sal.
3. En otro bol, mezcla la miel (o sirope de arce), el aceite de coco (o de oliva), el huevo y el extracto de vainilla hasta que estén bien combinados.
4. Vierte los ingredientes húmedos sobre los ingredientes secos y mezcla hasta que se forme una masa homogénea.
5. Forma pequeñas bolitas con la masa y colócalas en la bandeja para hornear, dejando un espacio entre cada galleta.
6. Con la ayuda de una cuchara o con tus manos ligeramente humedecidas, presiona suavemente cada bolita para aplanarla y formar las galletas.
7. Hornea durante 10-12 minutos, o hasta que estén doradas en los bordes.
8. Retira del horno y deja enfriar en la bandeja durante unos minutos antes de transferirlas a una rejilla para que se enfríen completamente.

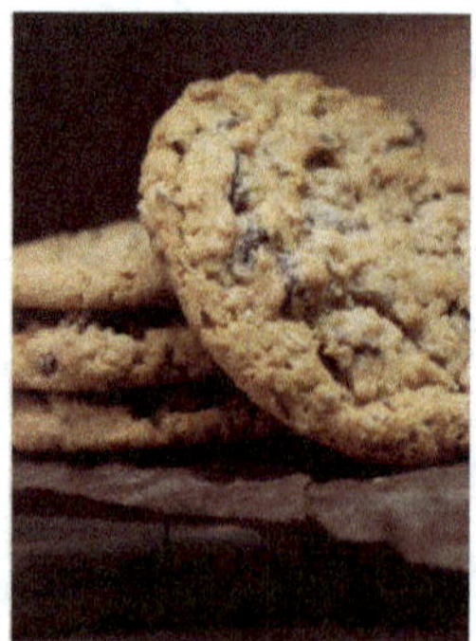

Macronutrientes (por cada 100 gramos)

Calorías	360 kcal
Grasas	18 gramos
Hidratos de carbono	40 gramos
Proteínas	6 gramos

Snack 14

Pancakes de plátano con arándanos

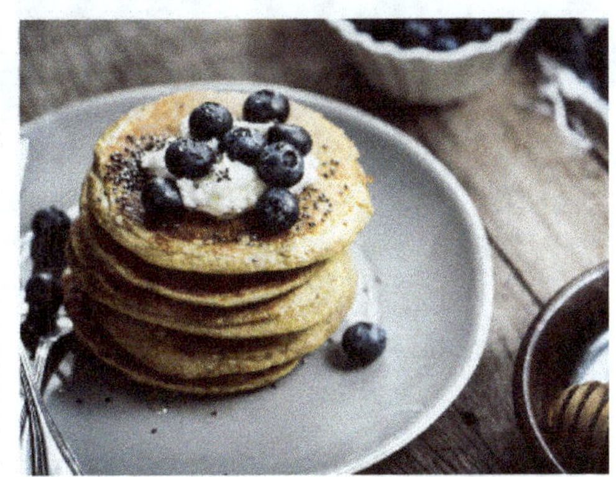

Los pancakes de plátano con arándanos son una exquisita combinación de sabores y texturas que deleitan el paladar y nutren el cuerpo. Estas suaves y esponjosas delicias están repletas de ingredientes naturales y nutritivos que las convierten en una opción saludable y satisfactoria para el desayuno o como un indulgente snack en cualquier momento del día.

Al combinar plátanos maduros, conocidos por su dulzura natural y cremosa textura, con jugosos arándanos, se crea un equilibrio perfecto entre lo dulce y lo ácido. Los plátanos, ricos en potasio, vitaminas y fibra, aportan energía sostenida y favorecen la salud del sistema cardiovascular y digestivo.

Al optar por harina integral, estas deliciosas pancakes se vuelven aún más nutritivas al proporcionar una dosis adicional de fibra y otros nutrientes esenciales. La fibra dietética ayuda a mantener la saciedad, promueve la regularidad intestinal y estabiliza los niveles de azúcar en la sangre, lo que se traduce en una sensación de plenitud y energía duradera.

Además, la adición de huevos a la mezcla aumenta el contenido de proteínas, que son fundamentales para el crecimiento y reparación de tejidos, así como para la sensación de saciedad. Esta combinación equilibrada de nutrientes esenciales hace que los pancakes de plátano con arándanos sean una opción perfecta para empezar el día con vitalidad y satisfacción.

 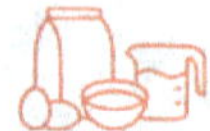

- 2 plátanos maduros
- 2 huevos
- 1 taza de harina integral
- 1 cucharadita de polvo de hornear
- 1/2 taza de arándanos frescos (o congelados, descongelados)
- 1 cucharadita de extracto de vainilla (opcional)
- Aceite de coco o mantequilla para engrasar la sartén

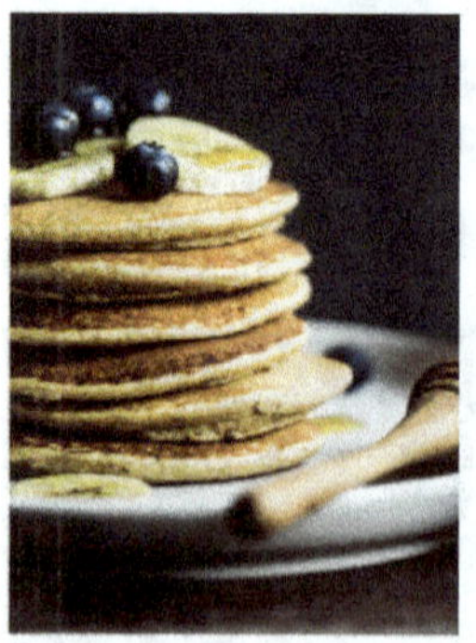

Macronutrientes (por cada 100 gramos)

Calorías	150 kcal
Grasas	3 gramos
Hidratos de carbono	25 gramos
Proteínas	5 gramos

1. En un bol grande, machaca los plátanos hasta obtener un puré suave.
2. Agrega los huevos y el extracto de vainilla (si lo estás usando) al puré de plátano y mezcla bien.
3. En otro bol, mezcla la harina integral y el polvo de hornear.
4. Incorpora gradualmente los ingredientes secos a los ingredientes húmedos, mezclando hasta obtener una masa uniforme.
5. Agrega los arándanos a la masa y revuelve suavemente para distribuirlos de manera uniforme.
6. Calienta una sartén antiadherente a fuego medio y engrasa ligeramente con aceite de coco o mantequilla.
7. Vierte aproximadamente 1/4 taza de masa en la sartén caliente y extiende ligeramente para formar un pancake.
8. Cocina hasta que aparezcan burbujas en la superficie del pancake y los bordes comiencen a dorarse, luego dale la vuelta y cocina por el otro lado hasta que esté dorado.
9. Repite el proceso con el resto de la masa, engrasando la sartén según sea necesario.
10. Sirve los pancakes de plátano con arándanos calientes con tu cobertura favorita, como miel, yogur griego o más arándanos frescos.

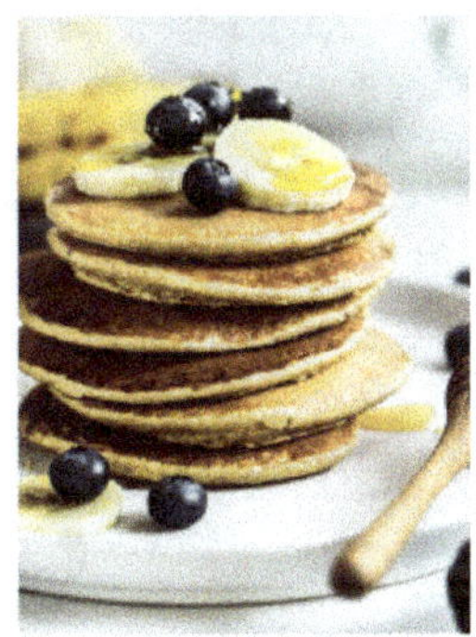

Macronutrientes (por cada 100 gramos)

Calorías	150 kcal
Grasas	3 gramos
Hidratos de carbono	25 gramos
Proteínas	5 gramos

Snack 15

Tarta de queso con base de nueces

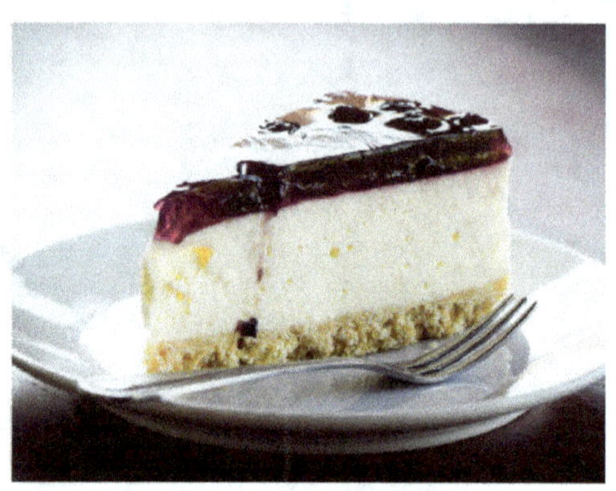

La tarta de queso con base de nueces es un deleite para los sentidos y una opción indulgente que aún puede ser parte de una dieta equilibrada. La combinación de la cremosidad del queso con la textura crujiente de las nueces crea una experiencia culinaria única que satisface tanto los antojos dulces como los deseos de algo más sustancioso.

Las nueces, utilizadas como base en esta receta, son una excelente fuente de grasas saludables, incluyendo ácidos grasos omega-3, así como proteínas y fibra. Estos nutrientes son esenciales para la salud cardiovascular, la saciedad y el mantenimiento de un peso saludable.

El queso crema, por otro lado, aporta una dosis de calcio y proteínas de alta calidad, que son fundamentales para la salud ósea, muscular y la sensación de saciedad. Al combinarlo con yogur griego, se añade un toque adicional de cremosidad y proteínas, sin comprometer el sabor o la textura de la tarta.

Esta tarta de queso es una opción perfecta para ocasiones especiales o simplemente para darse un capricho de vez en cuando. Puedes personalizarla fácilmente añadiendo tu mermelada de frutas favorita como cobertura, lo que añade un toque de frescura y dulzura a este delicioso postre.

Ingredientes: 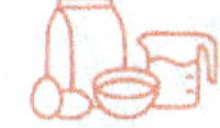

- 1 taza de nueces picadas
- 1 taza de galletas integrales trituradas
- 3 cucharadas de miel
- 500g de queso crema
- 1 taza de yogur griego
- 3 huevos
- 1/2 taza de azúcar (o edulcorante natural)
- 1 cucharadita de extracto de vainilla
- Ralladura de limón (opcional)
- Mermelada de frutas (para decorar, opcional)

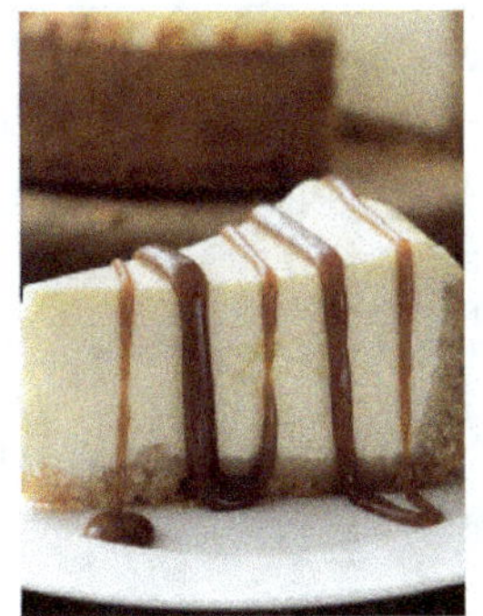

Macronutrientes (por cada 100 gramos)

Calorías	300 kcal
Grasas	20 gramos
Hidratos de carbono	20 gramos
Proteínas	8 gramos

Elaboración: 

1. Precalienta el horno a 180°C y engrasa ligeramente un molde desmontable para tarta.
2. En un bol, mezcla las nueces picadas, las galletas trituradas y la miel hasta que se forme una masa homogénea.
3. Presiona la mezcla de nueces y galletas en el fondo del molde para tarta, formando una base compacta. Refrigera mientras preparas el relleno.
4. En otro bol grande, bate el queso crema hasta que esté suave y cremoso.
5. Agrega el yogur griego, los huevos, el azúcar, el extracto de vainilla y la ralladura de limón (si se usa) al queso crema y mezcla hasta que todos los ingredientes estén bien combinados y la mezcla esté suave.
6. Vierte la mezcla sobre la base de nueces y galletas en el molde para tarta.
7. Hornea durante 45-50 minutos, o hasta que la tarta esté firme en el centro pero ligeramente temblorosa en los bordes.
8. Deja enfriar la tarta completamente en el molde antes de refrigerarla durante al menos 4 horas o toda la noche.
9. Antes de servir, decora la tarta con una capa fina de mermelada de frutas, si lo deseas.

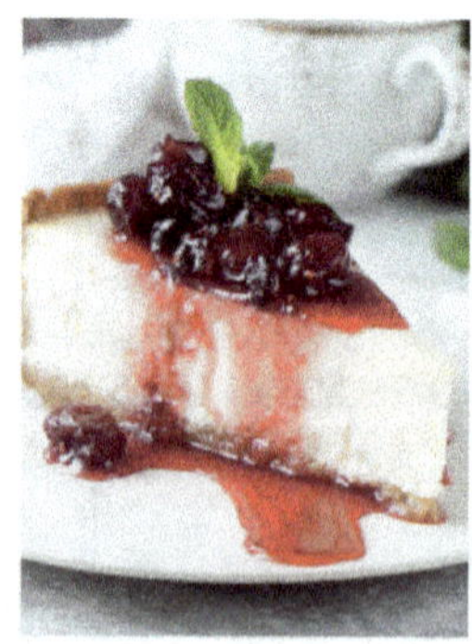

Macronutrientes (por cada 100 gramos)

Calorías	300 kcal
Grasas	20 gramos
Hidratos de carbono	20 gramos
Proteínas	8 gramos

Snack 16

Trufas de chocolate negro y coco

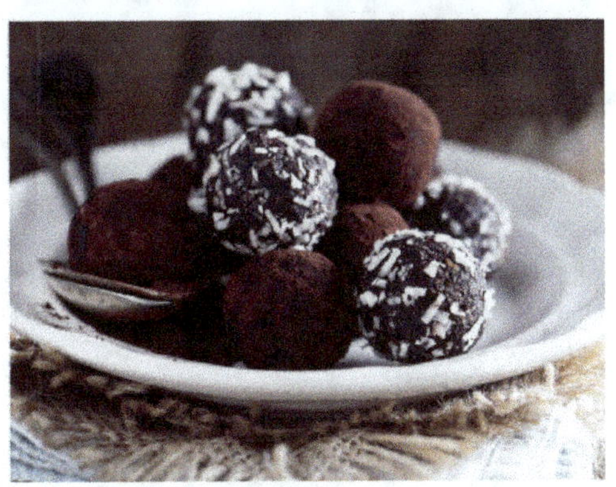

Las trufas de chocolate negro y coco son un auténtico placer para los amantes del chocolate, pero también ofrecen una serie de beneficios para la salud gracias a sus ingredientes naturales y nutritivos. El chocolate negro es una excelente fuente de antioxidantes que ayudan a combatir el daño oxidativo en el cuerpo y a mantener la salud cardiovascular.

El coco, por su parte, aporta una dosis de grasas saludables, incluyendo ácidos grasos de cadena media que se metabolizan de manera diferente en el cuerpo y pueden proporcionar energía rápida. Además, el coco añade un sabor tropical y una textura agradable a las trufas, convirtiéndolas en un verdadero festín para los sentidos.

Al hacer tus propias trufas en casa, puedes controlar los ingredientes y asegurarte de que sean lo más saludables posible. Al optar por chocolate negro de alta calidad y leche de coco sin aditivos, puedes disfrutar de un postre indulgente sin preocuparte por los ingredientes artificiales o el exceso de azúcares añadidos.

Estas trufas son perfectas para servir como postre después de una comida especial o como un regalo casero para amigos y familiares. Son fáciles de hacer, deliciosas y se pueden personalizar según tus preferencias añadiendo diferentes sabores o decoraciones.

Ingredientes:

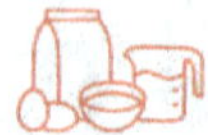

- 200g de chocolate negro (mínimo 70% de cacao)
- 1/2 taza de leche de coco
- 1/2 taza de coco rallado (para decorar)
- Opcionales: esencia de vainilla, ralladura de naranja o menta

Elaboración:

1. En un cazo, calienta la leche de coco hasta que esté caliente pero no hirviendo.
2. Retira la leche de coco del fuego y añade el chocolate negro troceado. Deja reposar durante unos minutos para que el chocolate se derrita.
3. Remueve la mezcla de chocolate y leche de coco hasta que esté suave y bien combinada. Si lo deseas, puedes añadir esencia de vainilla, ralladura de naranja o menta para dar un toque extra de sabor.
4. Refrigera la mezcla durante al menos 2 horas, o hasta que esté lo suficientemente firme como para formar las trufas.
5. Con la ayuda de una cuchara pequeña, saca porciones de la mezcla de chocolate y forma pequeñas bolitas con las manos.
6. En un plato, coloca el coco rallado y pasa cada trufa por él, cubriéndolas completamente.
7. Refrigera las trufas durante unos 30 minutos más para que se endurezcan un poco antes de servir.

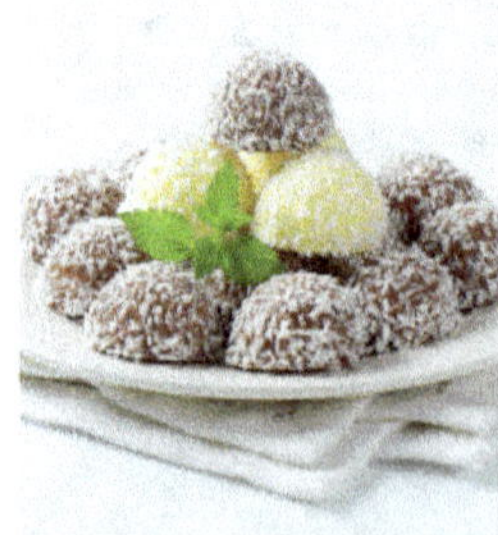

Macronutrientes (por cada 100 gramos)	
Calorías	300 kcal
Grasas	25 gramos
Hidratos de carbono	20 gramos
Proteínas	3 gramos

Snack 17

Bizcocho de calabaza y canela

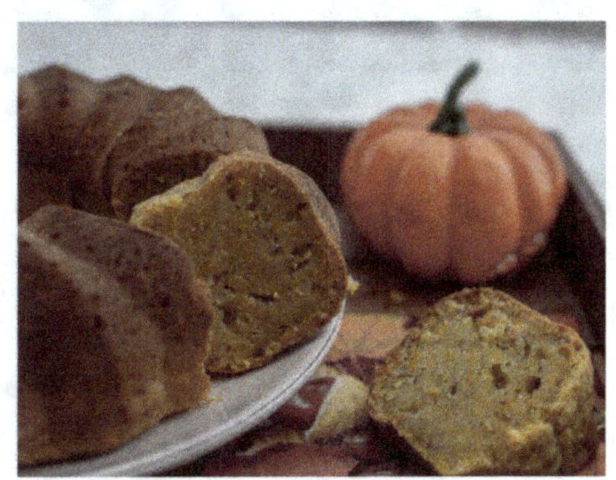

El bizcocho de calabaza y canela es una deliciosa combinación de sabores y texturas que deleitará tus papilas gustativas y nutrirá tu cuerpo con ingredientes saludables. La calabaza, que es la estrella de esta receta, es una excelente fuente de fibra, vitaminas A y C, así como de antioxidantes que apoyan la salud ocular, inmunológica y cardiovascular.

La canela, además de agregar un delicioso aroma y sabor al bizcocho, aporta una serie de beneficios para la salud. Se ha demostrado que la canela ayuda a regular los niveles de azúcar en la sangre, mejora la sensibilidad a la insulina y tiene propiedades antiinflamatorias y antioxidantes.

Al optar por ingredientes naturales y saludables como la calabaza y la canela, este bizcocho se convierte en una opción nutritiva y satisfactoria para disfrutar en cualquier momento del día. Ya sea como desayuno reconfortante, postre indulgente o como una opción de merienda entre comidas, este bizcocho te proporcionará una dosis de energía y satisfacción sin comprometer tu salud.

Además, esta receta es fácil de preparar y se puede adaptar según tus preferencias personales. Puedes experimentar agregando nueces picadas, pasas, chips de chocolate oscuro o incluso un glaseado de queso crema para darle un toque extra de sabor y textura.

Ingredientes: 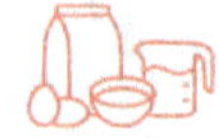

- 2 tazas de puré de calabaza
- 3 huevos
- 1/2 taza de aceite de coco o de oliva
- 1 taza de azúcar moreno o de coco
- 2 tazas de harina integral
- 1 cucharadita de bicarbonato de sodio
- 2 cucharaditas de polvo de hornear
- 1 cucharadita de canela molida
- 1/2 cucharadita de nuez moscada
- 1/2 cucharadita de jengibre en polvo
- Pizca de sal

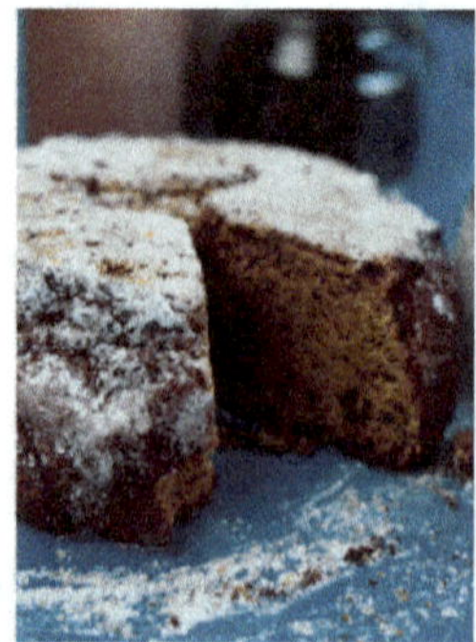

Macronutrientes (por cada 100 gramos)

Calorías	250 kcal
Grasas	10 gramos
Hidratos de carbono	35 gramos
Proteínas	5 gramos

Elaboración: 

1. Precalienta el horno a 180°C y engrasa un molde para bizcocho.
2. En un bol grande, bate los huevos y luego agrega el puré de calabaza y el aceite. Mezcla bien.
3. Añade el azúcar y sigue batiendo hasta que esté bien incorporado.
4. En otro bol, tamiza la harina, el bicarbonato de sodio, el polvo de hornear, la canela, la nuez moscada, el jengibre y la sal. Mezcla bien los ingredientes secos.
5. Agrega gradualmente los ingredientes secos a la mezcla de calabaza y huevos, mezclando hasta que estén bien combinados y se forme una masa homogénea.
6. Vierte la masa en el molde preparado y extiéndela uniformemente.
7. Hornea durante aproximadamente 45-50 minutos, o hasta que al insertar un palillo en el centro del bizcocho, este salga limpio.
8. Deja enfriar el bizcocho en el molde durante unos minutos antes de transferirlo a una rejilla para que se enfríe completamente.

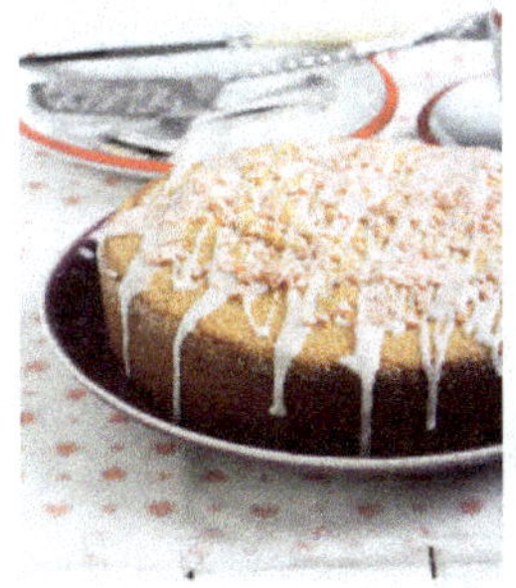

Macronutrientes (por cada 100 gramos)

Calorías	250 kcal
Grasas	10 gramos
Hidratos de carbono	35 gramos
Proteínas	5 gramos

Snack 18

Fresas cubiertas de chocolate negro

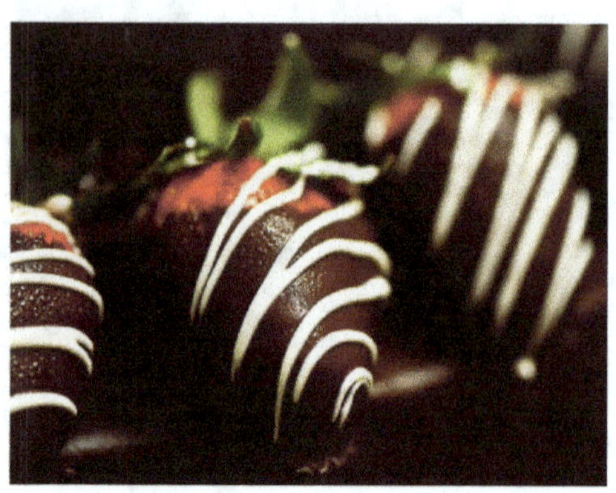

Las fresas cubiertas de chocolate negro son una opción indulgente y saludable que combina lo mejor de ambos mundos: la frescura y la dulzura de las fresas con la riqueza y el sabor del chocolate negro. Este snack es perfecto para satisfacer los antojos de dulce de manera saludable, ya que el chocolate negro proporciona un sabor decadente sin añadir demasiado azúcar.

Además de ser deliciosas, las fresas y el chocolate negro ofrecen una serie de beneficios para la salud. Las fresas son ricas en vitamina C, fibra y antioxidantes que apoyan la salud del sistema inmunológico y cardiovascular. El chocolate negro, por su parte, contiene flavonoides antioxidantes que pueden ayudar a reducir la presión arterial y mejorar la salud del corazón.

Estas fresas cubiertas de chocolate son fáciles de hacer y se pueden disfrutar como un postre saludable o un capricho ocasional. Son una opción divertida para compartir con amigos y familiares en ocasiones especiales, o simplemente para darte un capricho dulce y nutritivo.

Ingredientes: 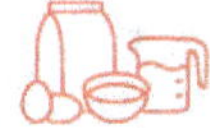

- Fresas frescas
- Chocolate negro de alta calidad (mínimo 70% de cacao)

Elaboración: 

1. Lava y seca completamente las fresas, dejando los tallos intactos.
2. Derrite el chocolate negro en el microondas o al baño maría, removiendo regularmente para evitar que se queme.
3. Sujeta cada fresa por el tallo y sumérgela en el chocolate derretido, asegurándote de cubrir completamente la fresa.
4. Deja que el exceso de chocolate gotee y luego coloca las fresas en una bandeja forrada con papel encerado.
5. Repite el proceso con el resto de las fresas.
6. Una vez que todas las fresas estén cubiertas de chocolate, coloca la bandeja en el refrigerador durante al menos 30 minutos, o hasta que el chocolate esté firme.
7. Una vez que el chocolate esté completamente endurecido, las fresas estarán listas para servir.

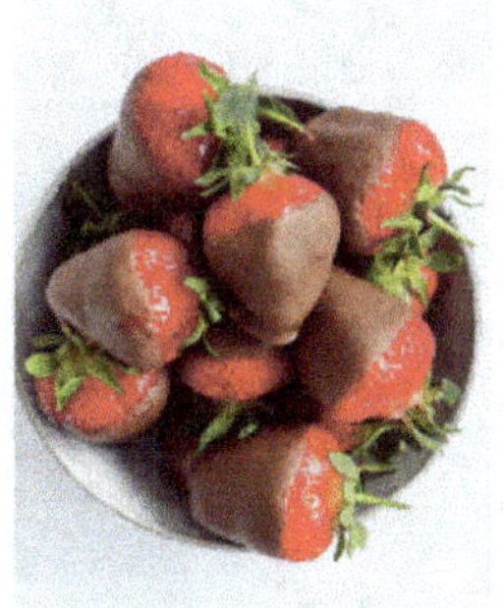

Macronutrientes (por cada 100 gramos)

Calorías	160 kcal
Grasas	8 gramos
Hidratos de carbono	20 gramos
Proteínas	2 gramos

Snack 19

Tartaletas de frutas frescas

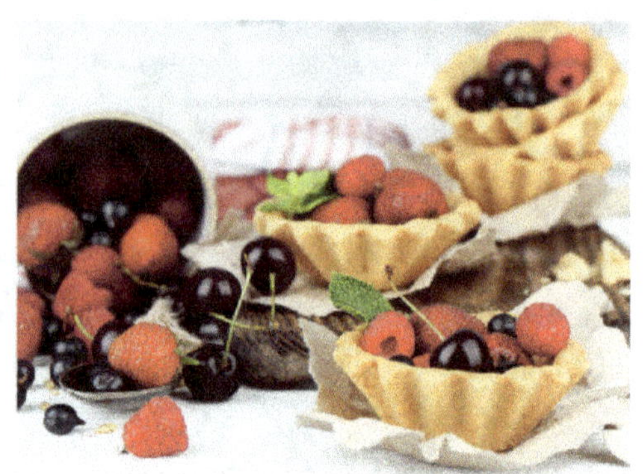

Las tartaletas de frutas frescas son una opción versátil y nutritiva que ofrece una combinación de sabores y texturas irresistibles. La base crujiente contrasta perfectamente con el relleno suave y cremoso, mientras que las frutas frescas añaden un toque de dulzura y frescura.

Este snack es una excelente manera de incorporar una variedad de frutas frescas a tu dieta, lo que te proporciona una amplia gama de vitaminas, minerales y antioxidantes. Las frutas son naturalmente bajas en calorías y ricas en fibra, lo que las convierte en una opción saludable para satisfacer los antojos de dulce y mantener la saciedad.

Además, estas tartaletas son fáciles de hacer y se pueden personalizar según tus gustos y preferencias. Puedes experimentar con diferentes tipos de frutas, tanto de temporada como tropicales, para crear combinaciones únicas y coloridas. También puedes adaptar el relleno utilizando crema pastelera tradicional, yogur griego o incluso queso crema batido para opciones más ligeras.

Ingredientes: 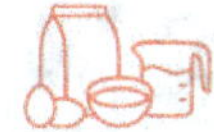

- Mini tartaletas o bases de masa quebrada
- Crema pastelera o yogur griego
- Frutas frescas variadas (fresas, kiwi, piña, uvas, etc.)
- Opcional: gelatina neutra o mermelada sin azúcar para el glaseado

Elaboración: 

1. Prepara las mini tartaletas o utiliza bases de masa quebrada prehechas.
2. Si prefieres una opción más ligera, puedes rellenar las tartaletas con yogur griego en lugar de crema pastelera.
3. Distribuye la crema pastelera o el yogur griego en el fondo de cada tartaleta de manera uniforme.
4. Lava y corta las frutas frescas en rodajas finas o trozos pequeños, según tu preferencia.
5. Coloca las rodajas o trozos de frutas sobre la crema pastelera o el yogur griego en cada tartaleta, creando un diseño colorido y atractivo.
6. Si lo deseas, puedes cubrir las tartaletas con un glaseado ligero hecho con gelatina neutra o mermelada sin azúcar para un acabado brillante y profesional.
7. Refrigera las tartaletas durante al menos 30 minutos antes de servir para que el relleno se asiente y las frutas se mantengan frescas.

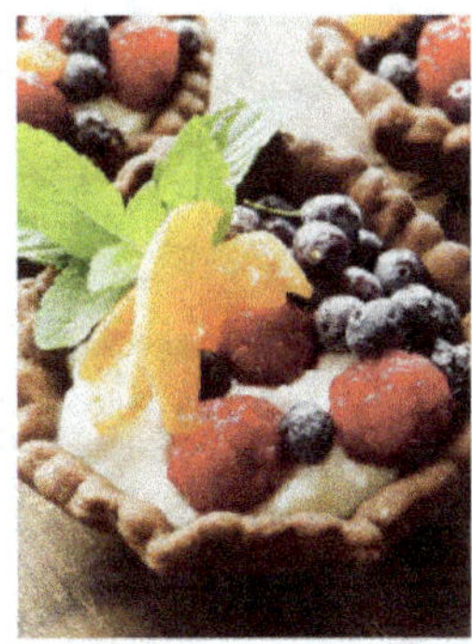

Macronutrientes (por cada 100 gramos)

Calorías	160 kcal
Grasas	8 gramos
Hidratos de carbono	24 gramos
Proteínas	2 gramos

Snack 20

Flan de vainilla con frutos rojos

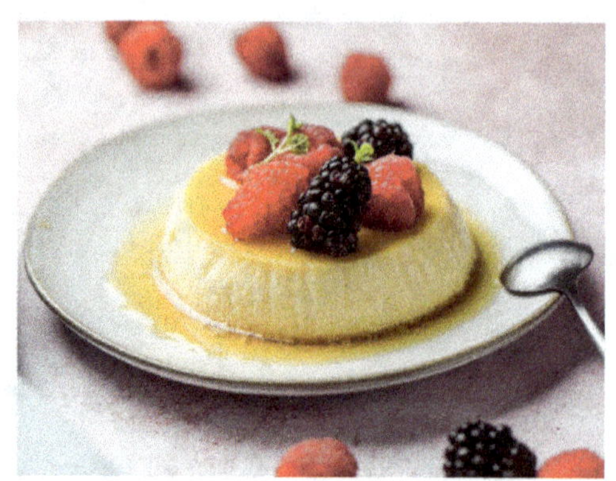

El flan de vainilla con frutos rojos es una experiencia gastronómica que combina la riqueza y la suavidad del flan de vainilla con la frescura y el vibrante colorido de los frutos rojos. Este postre clásico ofrece una armonía perfecta entre la cremosidad del flan y la ligera acidez de los frutos rojos, creando una combinación de sabores y texturas que deleitará tus sentidos.

El flan de vainilla, con su textura suave y sedosa, es un deleite para el paladar. Su sabor dulce y delicado se equilibra maravillosamente con la frescura de los frutos rojos, creando un contraste delicioso que hace que cada bocado sea una experiencia indulgente.

Los frutos rojos, como las fresas, frambuesas y arándanos, no solo añaden un toque de color y frescura al plato, sino que también aportan una serie de beneficios para la salud. Estas pequeñas joyas están cargadas de antioxidantes, como las antocianinas y la vitamina C, que ayudan a combatir el estrés oxidativo en el cuerpo y a proteger contra enfermedades crónicas.

Además, los frutos rojos son una excelente fuente de fibra dietética, que es esencial para la salud digestiva y la regulación del azúcar en la sangre. Su bajo contenido calórico y alto contenido de agua los convierten en una opción ideal para satisfacer los antojos de dulce sin comprometer la salud.

Ingredientes: 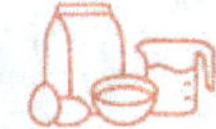

- Flan de vainilla (puede ser casero o preparado)
- Frutos rojos frescos (fresas, frambuesas, arándanos, etc.)
- Opcional: salsa de frutos rojos o coulis de frambuesa para decorar

Elaboración: 

1. Prepara el flan de vainilla según las instrucciones del paquete o la receta elegida y viértelo en moldes individuales.
2. Deja enfriar el flan en el refrigerador durante al menos 4 horas, o hasta que esté firme.
3. Lava y seca los frutos rojos frescos, y córtalos en rodajas o trozos si es necesario.
4. Desmolda el flan con cuidado y sírvelo en platos individuales.
5. Decora cada porción de flan con una variedad de frutos rojos frescos.
6. Si lo deseas, puedes añadir una cucharada de salsa de frutos rojos o coulis de frambuesa sobre el flan para un toque adicional de sabor y decoración.
7. Sirve el flan de vainilla con frutos rojos como postre elegante y disfruta de su cremosidad y frescura.

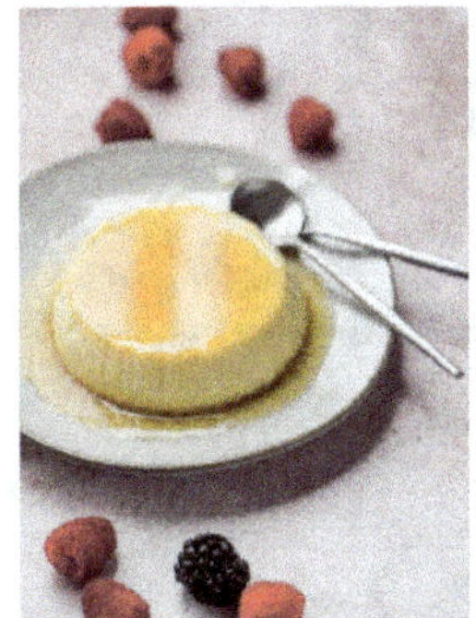

Macronutrientes (por cada 100 gramos)

Calorías	150 kcal
Grasas	6 gramos
Hidratos de carbono	20 gramos
Proteínas	4 gramos

Snack 21

Bastoncitos de apio con queso crema

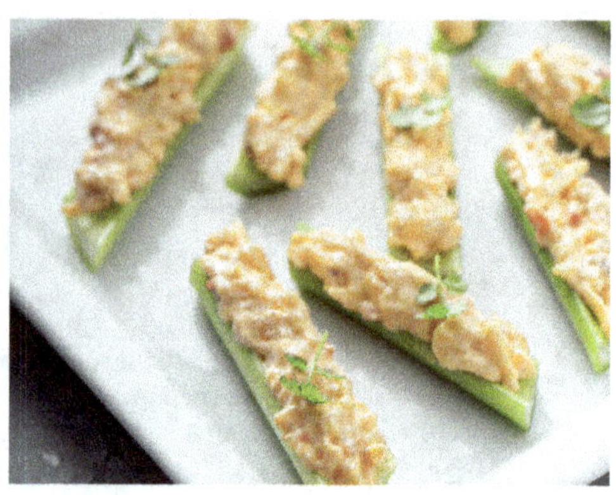

Los bastoncitos de apio con queso crema son una opción simple y satisfactoria que combina lo mejor de ambos mundos: la frescura y la textura crujiente del apio con la suavidad y el sabor cremoso del queso crema. Este snack es perfecto para satisfacer los antojos de salado y mantenerse lleno y satisfecho entre comidas.

El apio es una excelente fuente de fibra dietética, que es esencial para la salud digestiva y ayuda a mantener la saciedad. Además, es bajo en calorías y rico en agua, lo que lo convierte en una opción ideal para aquellos que buscan controlar su peso o mantener una alimentación saludable.

Por otro lado, el queso crema aporta una dosis de calcio y proteínas, que son importantes para la salud de los huesos y los músculos. Optar por queso crema bajo en grasa o queso crema ligero puede ayudar a reducir el contenido calórico y de grasas saturadas de este snack, haciéndolo aún más saludable.

Al disfrutar de los bastoncitos de apio con queso crema, no solo estarás tratando tu paladar con una combinación deliciosa de sabores y texturas, sino que también estarás brindando a tu cuerpo nutrientes esenciales que promueven la salud y el bienestar general.

Ingredientes: 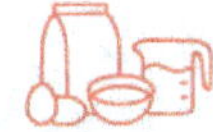

- Apio fresco, lavado y cortado en bastoncitos
- Queso crema bajo en grasa o queso crema ligero
- Opcional: hierbas frescas picadas (como cebollino o perejil) para decorar

Elaboración: 

1. Lava y seca cuidadosamente el apio y córtalo en bastoncitos de tamaño adecuado para picar.
2. Coloca el queso crema en un recipiente para sumergir.
3. Sirve los bastoncitos de apio junto con el queso crema en un plato o bandeja.
4. Si lo deseas, espolvorea hierbas frescas picadas sobre el queso crema para añadir un toque de frescura y color.

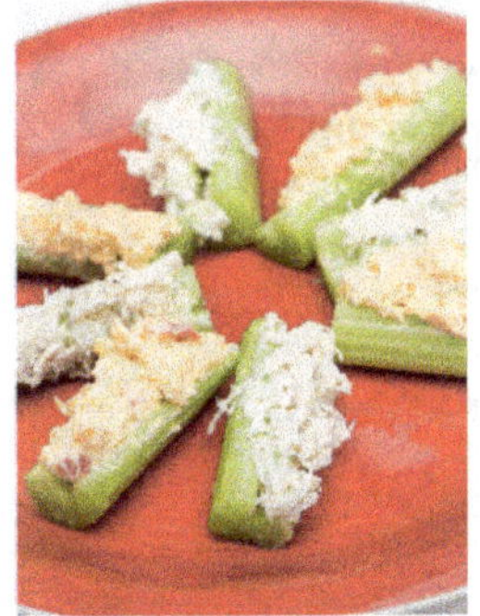

Macronutrientes (por cada 100 gramos)

Calorías	80 kcal
Grasas	6 gramos
Hidratos de carbono	4 gramos
Proteínas	4 gramos

Snack 22

Chips de kale al horno

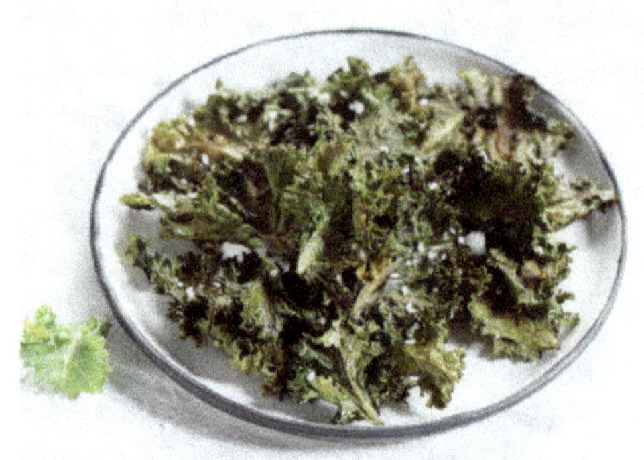

Los chips de kale al horno son una opción saludable y deliciosa para aquellos que buscan disfrutar de un snack crujiente y sabroso sin comprometer su salud. Estos chips, elaborados con hojas de kale fresco, se hornean hasta que quedan crujientes, creando un aperitivo satisfactorio que combina lo mejor de ambos mundos: la textura crujiente y el sabor salado de los chips de patata fritos, con los beneficios nutritivos y la bondad verde del kale.

El kale es una verdura de hoja verde que se ha ganado la reputación de superalimento gracias a su impresionante perfil nutricional. Está cargado de antioxidantes, incluyendo vitamina C y beta-caroteno, que ayudan a combatir el daño causado por los radicales libres en el cuerpo.

Al hornear el kale en lugar de freírlo, se reduce significativamente la cantidad de grasa y calorías en el snack final. Esto lo convierte en una opción más ligera y saludable, ideal para aquellos que buscan mantenerse en forma o reducir su consumo de alimentos procesados y ricos en calorías.

Además de ser deliciosos, los chips de kale al horno son versátiles y fáciles de personalizar. Puedes experimentar con una variedad de condimentos y especias para crear sabores únicos y emocionantes, como ajo en polvo, pimentón ahumado, queso parmesano rallado o incluso una pizca de cayena para un toque picante.

Ingredientes:

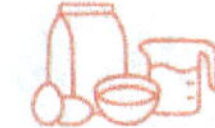

- Hojas de kale fresco, lavadas y secas
- Aceite de oliva
- Sal y especias al gusto (como pimentón, ajo en polvo, o queso parmesano rallado)

Elaboración:

1. Precalienta el horno a 150°C.
2. Retira los tallos duros de las hojas de kale y corta las hojas en trozos del tamaño de un bocado.
3. En un bol grande, mezcla las hojas de kale con un poco de aceite de oliva y las especias de tu elección.
4. Extiende las hojas de kale en una bandeja para hornear forrada con papel de horno, asegurándote de que estén en una sola capa.
5. Hornea en el horno precalentado durante 10-15 minutos, o hasta que los chips estén crujientes y ligeramente dorados.
6. Retira del horno y deja enfriar antes de servir.

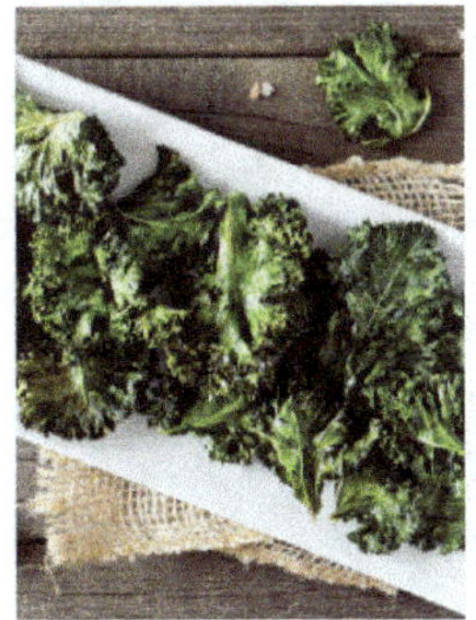

Macronutrientes (por cada 100 gramos)

Calorías	50 kcal
Grasas	2 gramos
Hidratos de carbono	6 gramos
Proteínas	4 gramos

Snack 23

Rollitos de jamón y queso

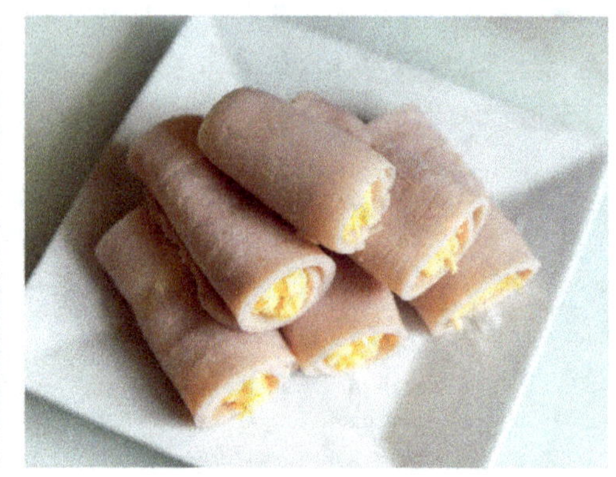

Los rollitos de jamón y queso son un snack práctico y nutritivo que se puede preparar en cuestión de minutos. Este aperitivo clásico combina la salinidad y el sabor umami del jamón con la suavidad y el cremoso sabor del queso, creando una experiencia gustativa que es tanto satisfactoria como deliciosa.

El jamón es una excelente fuente de proteínas magras, esenciales para el mantenimiento y la reparación de los tejidos musculares, así como para la producción de enzimas y hormonas. Optar por jamón bajo en grasa puede ayudar a reducir el contenido de grasas saturadas, haciendo de este snack una opción más saludable.

El queso, por otro lado, no solo aporta un delicioso sabor cremoso, sino que también es una buena fuente de calcio y proteínas. El calcio es crucial para la salud ósea y dental, mientras que las proteínas ayudan a mantener la saciedad y proporcionan energía sostenida. Además, el queso contiene una variedad de vitaminas y minerales, incluyendo vitamina B12 y fósforo.

Incorporar una hoja de lechuga o espinacas no solo añade frescura y crujido, sino que también incrementa el contenido de fibra, vitaminas y antioxidantes del snack. Las espinacas, por ejemplo, son ricas en vitaminas A, C y K, así como en ácido fólico y hierro.

Ingredientes: 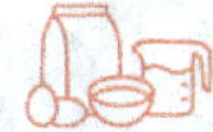

- Lonchas de jamón bajo en grasa
- Lonchas de queso bajo en grasa (puede ser queso cheddar, mozzarella, suizo, o cualquier otro de tu preferencia)
- Opcional: hojas de lechuga o espinacas para añadir frescura y crujido

Elaboración: 

1. Coloca una loncha de jamón sobre una superficie plana.
2. Coloca una loncha de queso encima del jamón.
3. Si deseas, añade una hoja de lechuga o espinacas sobre el queso.
4. Enrolla el jamón y el queso juntos, asegurándote de que queden bien firmes.
5. Repite el proceso con las lonchas restantes.
6. Sirve los rollitos enteros o córtalos en trozos más pequeños para bocados más fáciles de manejar.

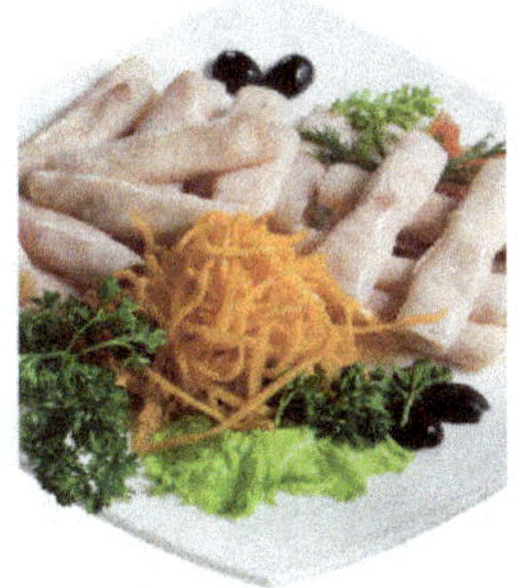

Macronutrientes (por cada 100 gramos)	
Calorías	160 kcal
Grasas	10 gramos
Hidratos de carbono	2 gramos
Proteínas	16 gramos

Snack 24

Tostadas de aguacate y tomate

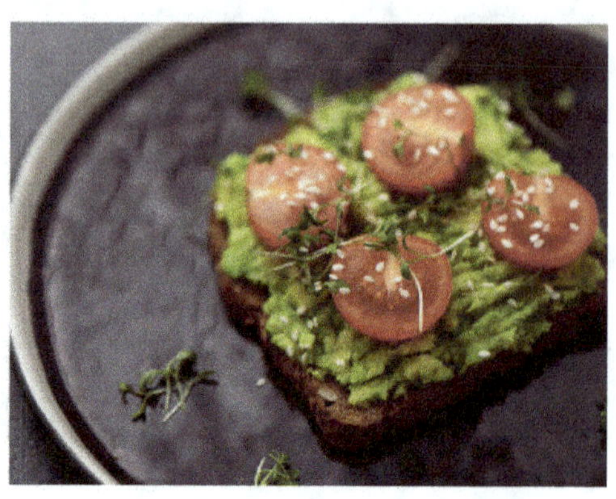

Las tostadas de aguacate y tomate son un snack que ha ganado popularidad en todo el mundo por su sabor delicioso y su perfil nutricional equilibrado. La combinación de aguacate y tomate no solo es estéticamente atractiva, sino que también proporciona una variedad de beneficios para la salud.

El aguacate es conocido por ser una excelente fuente de grasas saludables, principalmente ácidos grasos monoinsaturados, que son beneficiosos para la salud cardiovascular. Estas grasas saludables ayudan a reducir los niveles de colesterol LDL (malo) y aumentan los niveles de colesterol HDL (bueno), contribuyendo a mantener un corazón sano. Además, el aguacate es rico en fibra, lo que ayuda a la digestión y promueve la sensación de saciedad, haciendo que este snack sea ideal para controlar el apetito y evitar comer en exceso.

Los tomates, por otro lado, aportan un toque de frescura y sabor jugoso a las tostadas. Son una excelente fuente de vitaminas A y C, que son antioxidantes poderosos que ayudan a combatir el daño de los radicales libres en el cuerpo. Los tomates también contienen licopeno, un antioxidante que se ha asociado con la reducción del riesgo de ciertos tipos de cáncer y enfermedades cardíacas.

Ingredientes: 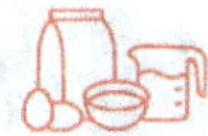

- Pan integral o de centeno (preferiblemente tostado)
- 1 aguacate maduro
- 1 tomate maduro
- Sal y pimienta al gusto
- Jugo de limón (opcional)
- Aceite de oliva virgen extra (opcional)
- Hierbas frescas picadas (como albahaca o cilantro, opcional)

Elaboración: 

1. Tuesta las rebanadas de pan integral o de centeno hasta que estén doradas y crujientes.
2. Mientras tanto, corta el aguacate por la mitad, retira el hueso y saca la pulpa con una cuchara. Coloca la pulpa en un bol y machácala con un tenedor hasta obtener una consistencia cremosa. Añade una pizca de sal y jugo de limón si lo deseas.
3. Lava el tomate y córtalo en rodajas finas.
4. Extiende una capa generosa de aguacate machacado sobre cada rebanada de pan tostado.
5. Coloca las rodajas de tomate sobre el aguacate.
6. Espolvorea sal y pimienta al gusto y añade un chorrito de aceite de oliva.

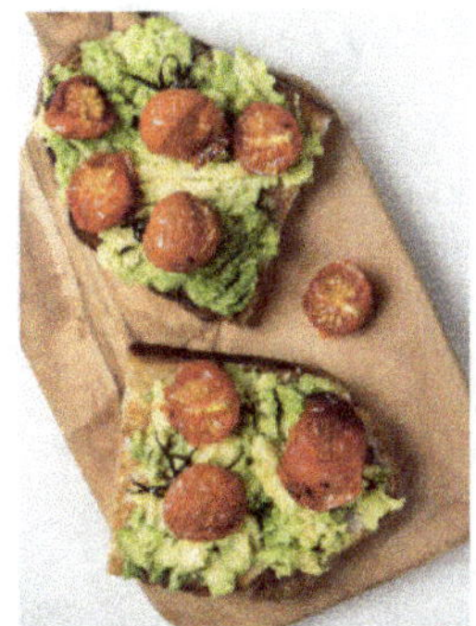

Macronutrientes (por cada 100 gramos)

Calorías	160 kcal
Grasas	8 gramos
Hidratos de carbono	24 gramos
Proteínas	4 gramos

Snack 25

Brochetas de mozzarella y tomate cherry

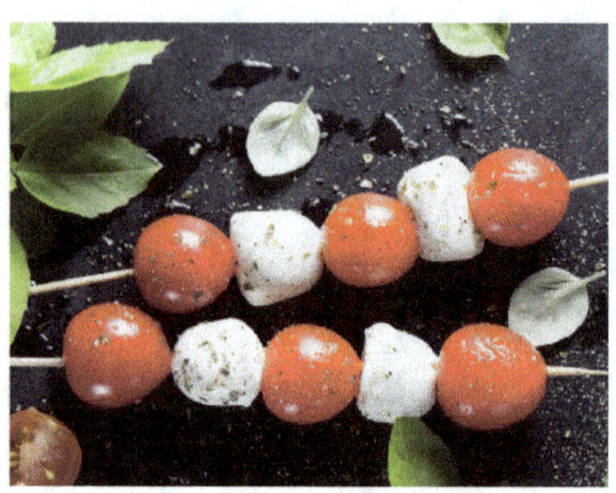

Las mini brochetas de mozzarella y tomate cherry son un aperitivo perfecto para cualquier ocasión. Este snack combina ingredientes simples y frescos, resultando en una explosión de sabores que deleita al paladar. La suavidad y cremosidad de la mozzarella fresca se equilibra maravillosamente con la dulzura y el ligero ácido de los tomates cherry, mientras que la albahaca aporta un aroma fresco y un sabor distintivo que realza la combinación.

La mozzarella fresca es una excelente fuente de proteínas de alta calidad, esenciales para el crecimiento y reparación de los tejidos. Además, es rica en calcio, que es vital para mantener huesos y dientes fuertes. Al ser un queso relativamente bajo en grasas, especialmente si se elige una versión baja en grasa, la mozzarella es una opción saludable para incluir en una dieta equilibrada.

Los tomates cherry son una excelente fuente de vitaminas A y C, que actúan como poderosos antioxidantes en el cuerpo. Estos antioxidantes ayudan a proteger las células del daño causado por los radicales libres, reduciendo el riesgo de enfermedades crónicas y promoviendo una piel saludable.

Las hojas de albahaca no solo añaden un sabor fresco y aromático a las brochetas, sino que también contienen compuestos antiinflamatorios y antioxidantes que pueden contribuir a la salud general.

Ingredientes: 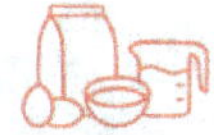

- Tomates cherry
- Bolitas de mozzarella fresca (o mozzarella cortada en cubos)
- Hojas de albahaca fresca
- Aceite de oliva virgen extra
- Sal y pimienta al gusto
- Palillos de brocheta

Elaboración: 

1. Lava bien los tomates cherry y las hojas de albahaca.
2. Escurre las bolitas de mozzarella fresca.
3. Ensarta en cada palillo de brocheta un tomate cherry, seguido de una hoja de albahaca y una bolita de mozzarella.
4. Repite el proceso hasta que tengas la cantidad deseada de brochetas.
5. Coloca las brochetas en un plato o bandeja.
6. Rocía con un poco de aceite de oliva virgen extra y espolvorea con sal y pimienta al gusto.
7. Sirve inmediatamente o refrigera hasta el momento de servir.

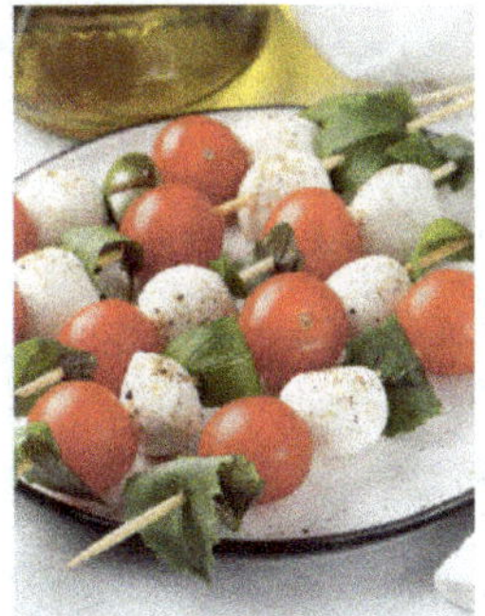

Macronutrientes (por cada 100 gramos)

Calorías	120 kcal
Grasas	8 gramos
Hidratos de carbono	4 gramos
Proteínas	8 gramos

Snack 26

Rollitos de espárragos y jamón serrano

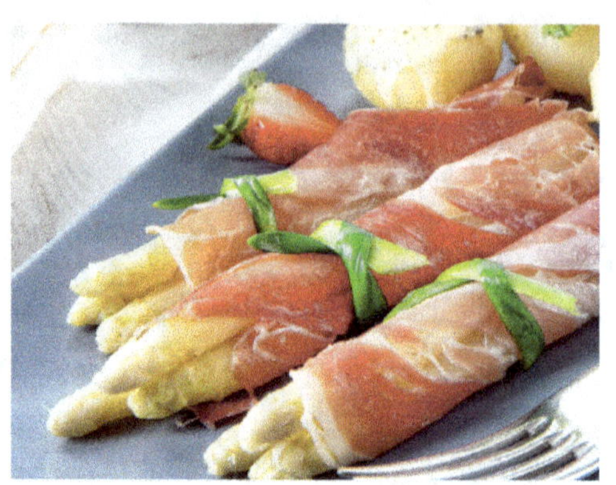

Los rollitos de espárragos y jamón serrano son un snack elegante y nutritivo que ofrece una combinación equilibrada de sabores y texturas. La frescura y el crujido de los espárragos se complementan perfectamente con el sabor salado y umami del jamón serrano, creando una experiencia culinaria deliciosa y satisfactoria.

Los espárragos son una verdura rica en nutrientes, incluyendo vitaminas A, C, E y K, así como en folato y fibra dietética. Estas vitaminas y minerales son esenciales para la salud general, apoyando la función inmunológica, la salud ocular y la coagulación sanguínea. La fibra en los espárragos también ayuda a promover una digestión saludable y a mantener la sensación de saciedad, lo que puede ser beneficioso para el control del peso.

El jamón serrano, conocido por su sabor intenso y su textura delicada, es una excelente fuente de proteínas de alta calidad, esenciales para el crecimiento y reparación de los tejidos. Aunque el jamón serrano tiene un contenido moderado de grasas, estas son principalmente grasas monoinsaturadas, que son beneficiosas para la salud cardiovascular cuando se consumen con moderación. Además, el jamón serrano aporta importantes minerales como el hierro y el zinc, que son vitales para la producción de energía y la función inmunológica.

Ingredientes:

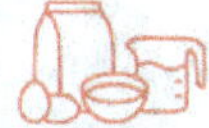

- Espárragos frescos
- Lonchas finas de jamón serrano
- Aceite de oliva virgen extra
- Sal y pimienta al gusto
- Jugo de limón (opcional)

Elaboración:

1. Lava y corta los extremos duros de los espárragos.
2. Cocina los espárragos al vapor durante 3-4 minutos, hasta que estén tiernos pero aún crujientes. Alternativamente, puedes blanquearlos en agua hirviendo durante 2-3 minutos y luego enfriarlos rápidamente en agua con hielo.
3. Sécalos con una toalla de papel.
4. Envuelve cada espárrago con una loncha de jamón serrano.
5. Si lo deseas, rocía ligeramente con aceite de oliva virgen extra y añade una pizca de sal y pimienta.
6. Para un toque extra de sabor, exprime un poco de jugo de limón sobre los rollitos.

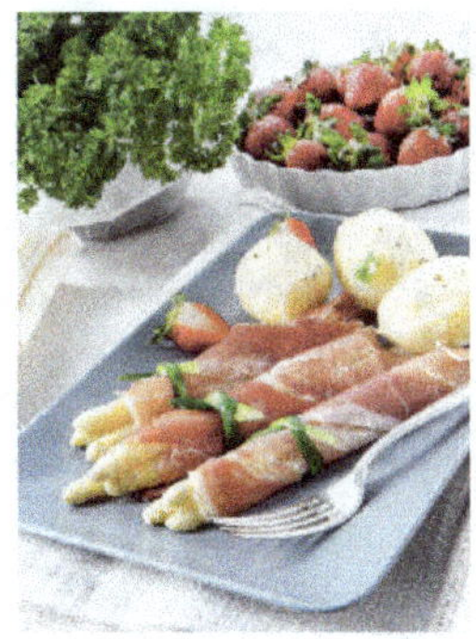

Macronutrientes (por cada 100 gramos)

Calorías	120 kcal
Grasas	6 gramos
Hidratos de carbono	4 gramos
Proteínas	16 gramos

Snack 27

Rodajas de calabacín con salsa de yogur

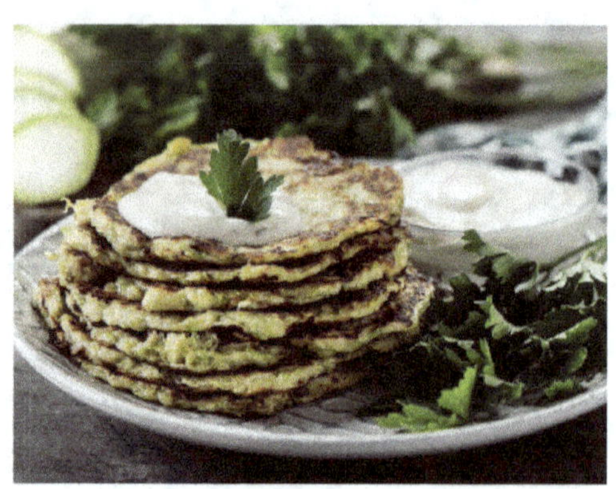

Las rodajas de calabacín con salsa de yogur son un snack delicioso y saludable que proporciona una experiencia gustativa refrescante y ligera. La combinación de calabacín crujiente y yogur cremoso crea un contraste de texturas que es muy agradable al paladar, mientras que los sabores suaves y frescos se complementan a la perfección.

El calabacín es una hortaliza baja en calorías y rica en agua, lo que lo convierte en una excelente opción para quienes buscan mantener una dieta equilibrada y controlar su peso. Es una buena fuente de vitaminas A y C, que son antioxidantes importantes para la salud ocular y la función inmunológica. Además, el calabacín contiene fibra dietética, que ayuda a la digestión y a mantener la sensación de saciedad.

El yogur griego es conocido por su alto contenido en proteínas, lo que es esencial para la reparación y el crecimiento de los tejidos musculares. También es una excelente fuente de calcio, necesario para mantener huesos y dientes fuertes. Además, el yogur contiene probióticos, que son bacterias beneficiosas que ayudan a mantener la salud intestinal y a mejorar la digestión.

Ingredientes: 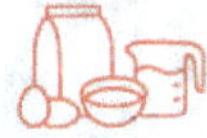

- 1 calabacín grande
- 1 taza de yogur griego natural
- 1 diente de ajo (picado finamente)
- Jugo de medio limón
- Hojas de menta fresca (picadas, opcional)
- Sal y pimienta al gusto
- Aceite de oliva virgen extra (opcional)

Elaboración: 

1. Lava el calabacín y córtalo en rodajas finas.
2. En un bol, mezcla el yogur griego con el ajo picado, el jugo de limón, la menta fresca (si la usas), la sal y la pimienta. Ajusta los condimentos al gusto.
3. Coloca las rodajas de calabacín en un plato y, si lo deseas, rocía ligeramente con aceite de oliva virgen extra.
4. Sirve las rodajas de calabacín junto con la salsa de yogur para mojar.

Macronutrientes (por cada 100 gramos)

Calorías	80 kcal
Grasas	2 gramos
Hidratos de carbono	8 gramos
Proteínas	6 gramos

Snack 28

Bocaditos de queso feta y aceitunas

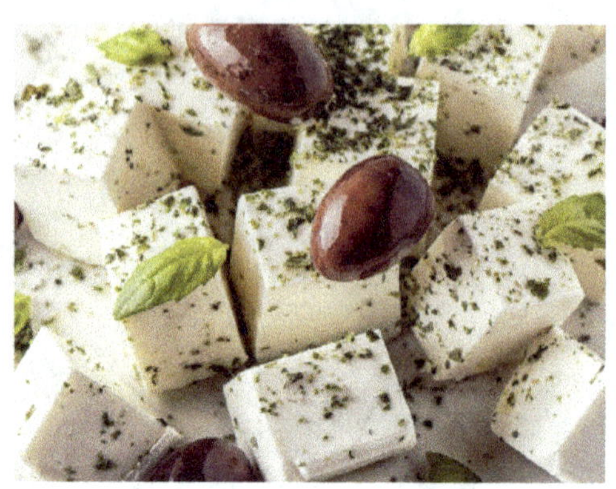

Los bocaditos de queso feta y aceitunas son un snack mediterráneo clásico que ofrece una combinación perfecta de sabores y texturas. El queso feta, con su sabor ligeramente salado y su textura cremosa, se complementa maravillosamente con las aceitunas, que añaden un toque de salinidad y un sabor profundo y umami. Este aperitivo no solo es delicioso, sino también visualmente atractivo y fácil de preparar.

El queso feta es una excelente fuente de proteínas y calcio, esenciales para el mantenimiento y la reparación de los tejidos corporales y para la salud ósea. El calcio es particularmente importante para prevenir la osteoporosis y mantener dientes fuertes. Además, el feta es relativamente bajo en calorías comparado con otros quesos, lo que lo convierte en una buena opción para aquellos que buscan controlar su ingesta calórica.

Las aceitunas, por su parte, son una excelente fuente de grasas monoinsaturadas, que son beneficiosas para la salud cardiovascular. Estas grasas saludables ayudan a reducir el colesterol malo (LDL) y aumentar el colesterol bueno (HDL), lo que puede contribuir a la prevención de enfermedades cardíacas. Además, las aceitunas contienen antioxidantes y vitamina E, que ayudan a proteger las células del daño oxidativo y a mantener la salud de la piel.

Ingredientes: 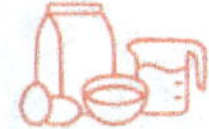

- 100 gramos de queso feta
- 50 gramos de aceitunas (verdes o negras, según tu preferencia)
- Hojas de albahaca fresca (opcional)
- Palillos de cóctel (opcional)

Elaboración: 

1. Corta el queso feta en cubos del tamaño de un bocado.
2. Si las aceitunas tienen hueso, deshuésalas. Si son grandes, puedes cortarlas por la mitad.
3. Ensarta en cada palillo de cóctel un cubo de queso feta seguido de una aceituna. Si lo deseas, puedes añadir una hoja de albahaca entre el queso y la aceituna para un toque de frescura. También puedes servirlos en un bol, sin usar los palillos.
4. Repite el proceso con los ingredientes restantes.
5. Coloca los bocaditos en un plato o bandeja y sirve inmediatamente.

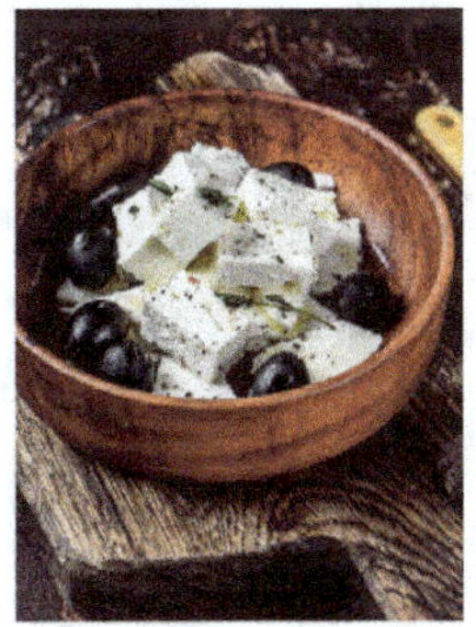

Macronutrientes (por cada 100 gramos)	
Calorías	240 kcal
Grasas	20 gramos
Hidratos de carbono	4 gramos
Proteínas	12 gramos

Snack 29

Chips de plátano

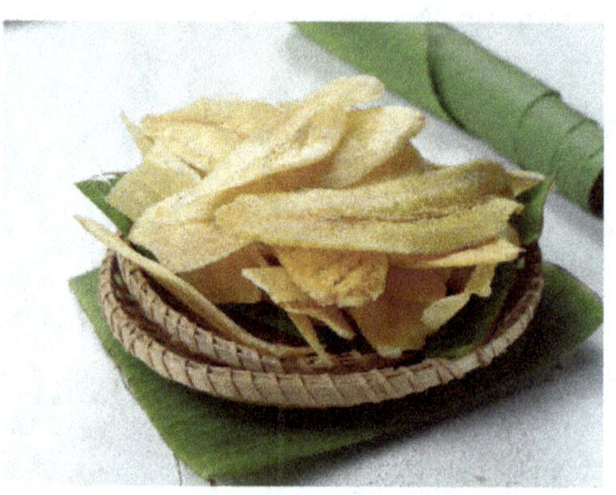

Los chips de plátano son un snack versátil y nutritivo que puede satisfacer tanto antojos dulces como salados. Dependiendo de cómo se preparen, pueden tener un sabor ligeramente dulce o salado, lo que los convierte en una excelente opción para diversas ocasiones.

El plátano es una fruta rica en carbohidratos complejos, principalmente almidones resistentes cuando está verde, y azúcares naturales cuando está maduro. Estos carbohidratos proporcionan una fuente sostenida de energía, ideal para mantener la actividad durante el día. Además, los plátanos son una excelente fuente de vitamina B6, vitamina C y potasio. La vitamina B6 es esencial para la función cerebral y la producción de neurotransmisores, mientras que la vitamina C es un potente antioxidante que ayuda a mantener el sistema inmunológico. El potasio es crucial para la salud cardiovascular, ya que ayuda a regular la presión arterial y el equilibrio de fluidos en el cuerpo.

El uso de aceite de coco o aceite de oliva en la preparación de estos chips añade una fuente de grasas saludables, que son esenciales para la absorción de vitaminas liposolubles y proporcionan energía adicional. El aceite de coco, en particular, contiene ácidos grasos de cadena media que se metabolizan rápidamente, ofreciendo una fuente de energía rápida. El aceite de oliva, por otro lado, es conocido por sus beneficios para la salud cardiovascular debido a su alto contenido de grasas monoinsaturadas y antioxidantes.

Ingredientes:

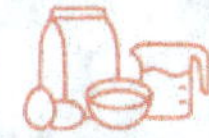

- 2 plátanos verdes (o plátanos maduros si prefieres un sabor más dulce)
- 2 cucharadas de aceite de coco (o aceite de oliva)
- Sal al gusto (opcional)
- Canela en polvo (opcional para una versión dulce)

Elaboración:

1. Precalienta el horno a 175°C (350°F).
2. Pela los plátanos y córtalos en rodajas finas.
3. En un bol, mezcla las rodajas de plátano con el aceite de coco, asegurándote de que todas las rodajas estén bien cubiertas.
4. Si lo deseas, añade una pizca de sal para una versión salada o espolvorea canela para una versión dulce.
5. Coloca las rodajas de plátano en una sola capa sobre una bandeja para hornear forrada con papel pergamino.
6. Hornea durante 15-20 minutos, dándoles la vuelta a la mitad del tiempo, hasta que estén doradas y crujientes.
7. Deja enfriar antes de servir.

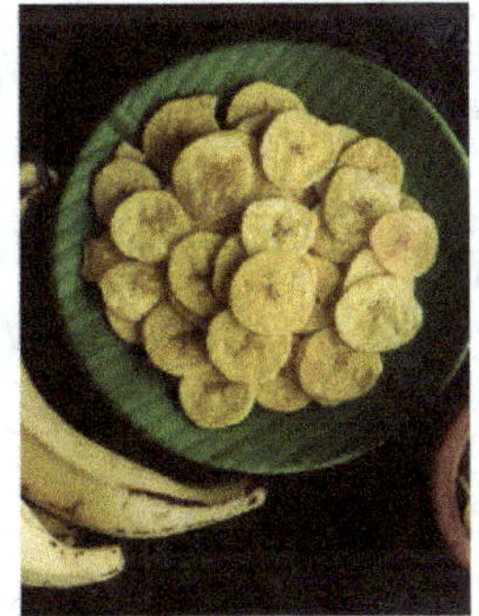

Macronutrientes (por cada 100 gramos)

Calorías	160 kcal
Grasas	6 gramos
Hidratos de carbono	35 gramos
Proteínas	7 gramos

Snack 30

Palomitas de maíz caseras con especias

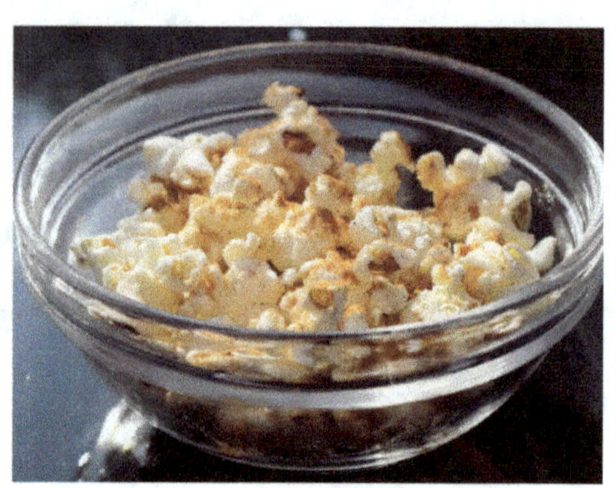

Las palomitas de maíz caseras con especias son un snack versátil y nutritivo que puede personalizarse fácilmente para adaptarse a diferentes gustos y necesidades dietéticas. Este aperitivo es ideal para una tarde de cine en casa, una reunión social o simplemente como un tentempié ligero durante el día. Las palomitas de maíz son naturalmente bajas en calorías y grasas, pero ricas en fibra, lo que las convierte en una opción excelente para aquellos que buscan un snack saludable y satisfactorio.

El maíz es una buena fuente de carbohidratos complejos, que proporcionan energía sostenida. Además, es rico en fibra dietética, que ayuda a la digestión y a mantener la sensación de saciedad, lo que puede ser beneficioso para el control del peso. También contienen pequeñas cantidades de proteínas y una variedad de micronutrientes, incluidos el hierro, el magnesio y las vitaminas del grupo B, que son esenciales para la salud general y el bienestar.

El uso de aceite de oliva o aceite de coco en la preparación de las palomitas añade una fuerte de grasas saludables. El aceite de oliva es conocido por sus beneficios cardiovasculares, gracias a su contenido de grasas monoinsaturadas y antioxidantes.

Ingredientes:

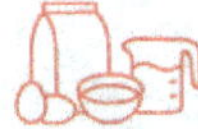

- 1/2 taza de granos de maíz para palomitas
- 2-3 cucharadas de aceite de oliva o aceite de coco
- 1/2 cucharadita de sal (ajusta al gusto)
- 1/2 cucharadita de pimentón dulce o ahumado
- 1/2 cucharadita de ajo en polvo
- 1/2 cucharadita de cebolla en polvo
- 1/4 cucharadita de comino en polvo
- 1/4 cucharadita de pimienta negra

Elaboración:

1. En una olla grande con tapa, calienta el aceite a fuego medio-alto.
2. Añade los granos de maíz y tapa la olla.
3. Agita la olla suavemente mientras el maíz se cocina, para evitar que se quemen. Cuando los granos empiecen a estallar, continúa agitando la olla ocasionalmente hasta que los estallidos disminuyan significativamente.
4. Retira la olla del fuego y destápala cuidadosamente.
5. Transfiere las palomitas a un bol grande.
6. En un tazón pequeño, mezcla la sal y las especias.
7. Espolvorea las especias sobre las palomitas y mezcla bien para asegurar que estén uniformemente cubiertas.

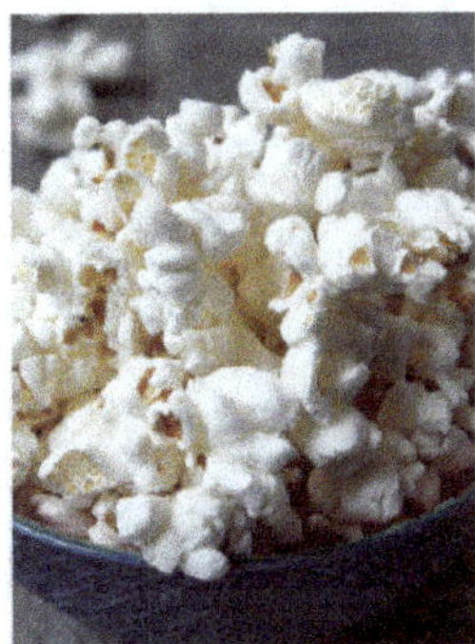

Macronutrientes (por cada 100 gramos)	
Calorías	120 kcal
Grasas	7 gramos
Hidratos de carbono	24 gramos
Proteínas	4 gramos

Snack 31

Mini pizzas de berenjena

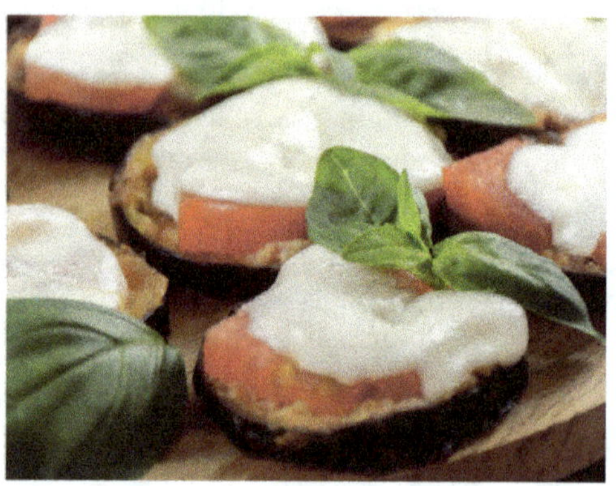

Las mini pizzas de berenjena son una opción saludable y deliciosa que ofrece todo el sabor y la satisfacción de las pizzas tradicionales sin la necesidad de usar masa. La berenjena, al ser utilizada como base, proporciona un sabor suave y una textura tierna que combina perfectamente con los ingredientes y las especias.

La berenjena es una verdura baja en calorías y rica en fibra, lo que la convierte en una excelente opción para aquellos que buscan perder peso o mantener una dieta equilibrada. La fibra dietética presente en la berenjena ayuda a mejorar la digestión, promueve la saciedad y regula los niveles de azúcar en sangre. Además, la berenjena contiene una variedad de vitaminas y minerales, incluyendo vitamina C, vitamina K, potasio y manganeso, que son esenciales para la salud general del cuerpo.

La salsa de tomate utilizada como base aporta un sabor delicioso y también ofrece beneficios para la salud. El tomate es rico en licopeno, un antioxidante que puede ayudar a proteger contra enfermedades cardíacas y ciertos tipos de cáncer. Además, la salsa de tomate casera puede ser una opción más saludable que las versiones compradas en tiendas, ya que es menos probable que contenga azúcares añadidos y conservantes.

Ingredientes: 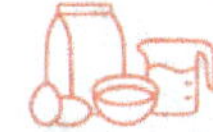

- 2 berenjenas grandes
- 1 taza de salsa de tomate casera o comprada
- 1 taza de queso mozzarella rallado
- 1/2 taza de champiñones en rodajas
- 1/4 taza de pimiento rojo en cubos pequeños
- 1/4 taza de cebolla roja en rodajas finas
- 2 cucharadas de aceite de oliva
- Sal y pimienta al gusto
- Orégano seco o albahaca fresca para decorar (opcional)

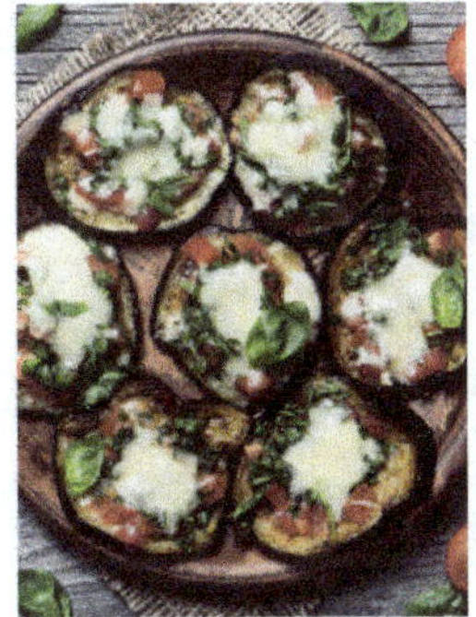

Macronutrientes (por cada 100 gramos)

Calorías	90 kcal
Grasas	6 gramos
Hidratos de carbono	7 gramos
Proteínas	4 gramos

Elaboración: 

1. Precalienta el horno a 200°C (390°F).
2. Lava y corta las berenjenas en rodajas de aproximadamente 1 cm de grosor.
3. Coloca las rodajas de berenjena en una bandeja para hornear forrada con papel pergamino.
4. Pincela las rodajas de berenjena con aceite de oliva y sazona con sal y pimienta al gusto.
5. Hornea las rodajas de berenjena durante 10-15 minutos, o hasta que estén tiernas.
6. Retira las rodajas de berenjena del horno y déjalas enfriar ligeramente.
7. Extiende una cucharada de salsa de tomate sobre cada rodaja de berenjena.
8. Espolvorea queso mozzarella rallado sobre la salsa de tomate.
9. Distribuye los champiñones, el pimiento rojo y la cebolla roja sobre el queso mozzarella.
10. Vuelve a hornear las mini pizzas durante otros 10-15 minutos, o hasta que el queso esté burbujeante y dorado.
11. Retira del horno y decora con orégano seco o albahaca fresca si lo deseas.

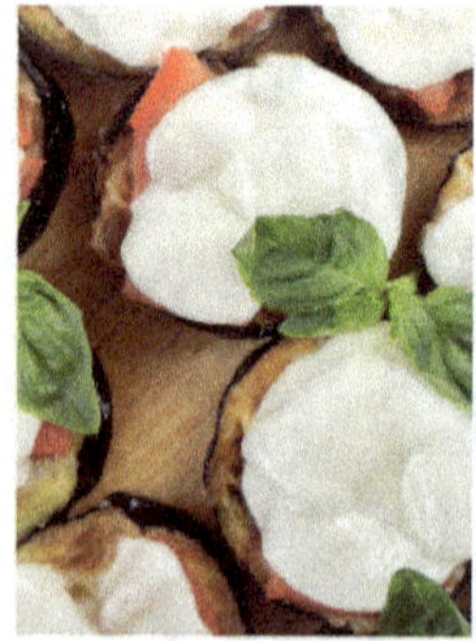

Macronutrientes (por cada 100 gramos)

Calorías	90 kcal
Grasas	6 gramos
Hidratos de carbono	7 gramos
Proteínas	4 gramos

Snack 32

Empanadas de espinacas y queso

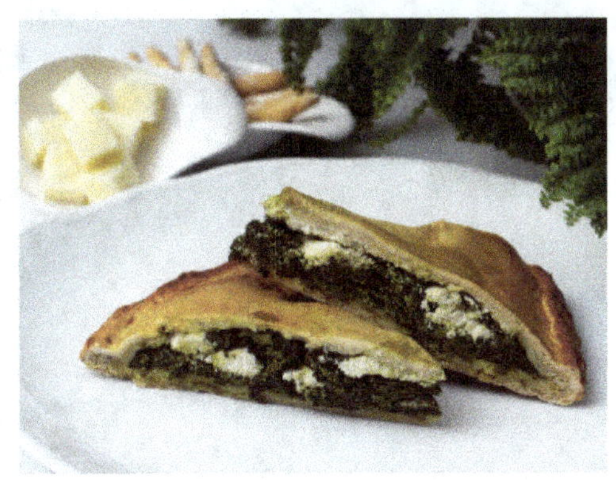

Las empanadas de espinacas y queso son una opción deliciosa y nutritiva para aquellos que buscan un snack salado elaborado que satisfaga el hambre y el gusto. Las espinacas son una excelente fuente de vitaminas A, C, K y ácido fólico, así como de minerales como el hierro y el calcio. Estos nutrientes son importantes para mantener la salud ósea, fortalecer el sistema inmunológico y promover la salud cardiovascular.

El queso ricotta y el queso parmesano agregan cremosidad y sabor a las empanadas, además de proporcionar proteínas de alta calidad y calcio, que son esenciales para la salud muscular y ósea. Además, el queso es una buena fuente de grasas saludables que ayudan a mantener la saciedad y proporcionan energía duradera.

Al hornear las empanadas en lugar de freírlas, se reduce la cantidad de grasas saturadas y calorías, lo que las convierte en una opción más saludable. Además, al hacerlas en casa, puedes controlar los ingredientes y evitar los aditivos y conservantes que a menudo se encuentran en las versiones comerciales.

Ingredientes: 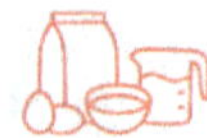

- Masa de empanadas (casera o comprada)
- Espinacas frescas
- Queso ricotta
- Queso parmesano rallado
- Cebolla
- Ajo
- Aceite de oliva
- Sal y pimienta al gusto
- Huevo batido (para pincelar la masa)

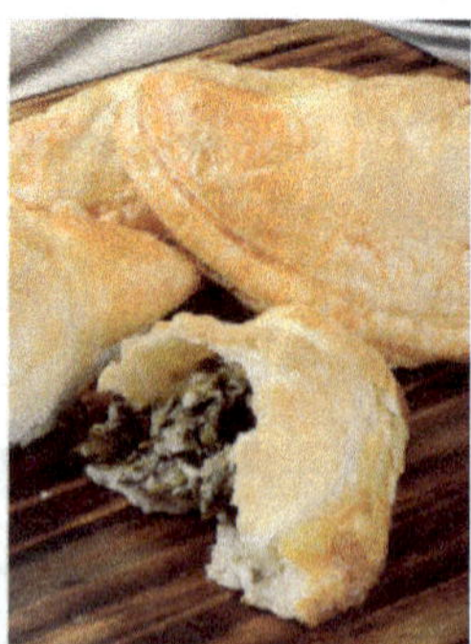

Macronutrientes (por cada 100 gramos)

Calorías	230 kcal
Grasas	12 gramos
Hidratos de carbono	18 gramos
Proteínas	9 gramos

Elaboración: 

1. Precalienta el horno a 180°C (350°F) y forra una bandeja para hornear con papel pergamino.
2. En una sartén, calienta un poco de aceite de oliva a fuego medio y saltea la cebolla picada y el ajo picado hasta que estén dorados y fragantes.
3. Agrega las espinacas frescas a la sartén y cocina hasta que se marchiten.
4. Transfiere las espinacas cocidas a un bol y deja que se enfríen un poco.
5. Agrega el queso ricotta y el queso parmesano rallado a las espinacas y mezcla bien.
6. Extiende la masa de empanadas en una superficie enharinada y corta círculos del tamaño deseado.
7. Coloca una cucharada de la mezcla de espinacas y queso en el centro de cada círculo de masa.
8. Dobla la masa sobre el relleno y sella los bordes con un tenedor.
9. Coloca las empanadas en la bandeja para hornear preparada y pincela la parte superior con huevo batido.
10. Hornea en el horno precalentado durante unos 20-25 minutos, o hasta que estén doradas y crujientes.

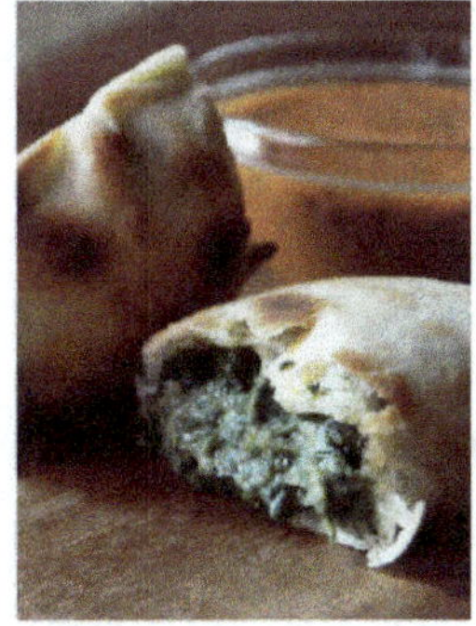

Macronutrientes (por cada 100 gramos)

Calorías	230 kcal
Grasas	12 gramos
Hidratos de carbono	18 gramos
Proteínas	9 gramos

Snack 33

Tostadas de aguacate con huevo y espinacas

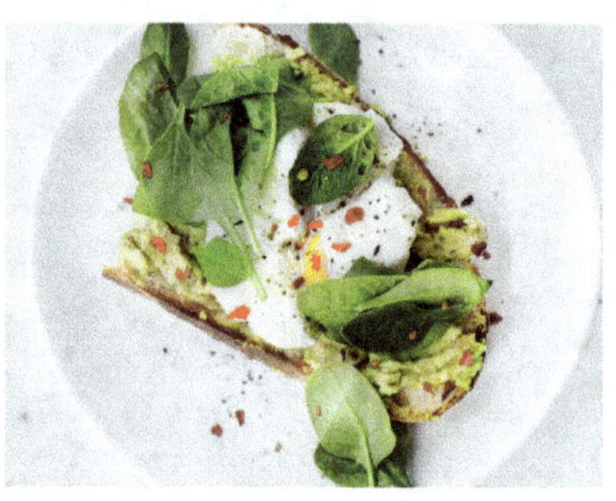

Las tostadas de aguacate con huevo y espinacas son una opción de snack o comida ligera que combina sabor y nutrición en cada bocado. El aguacate es una fuente rica en grasas saludables, particularmente grasas monoinsaturadas, que son beneficiosas para la salud del corazón y ayudan a mantener niveles adecuados de colesterol. Además, el aguacate aporta una buena cantidad de fibra dietética, que favorece la digestión y la saciedad.

Los huevos son una excelente fuente de proteínas de alta calidad, esenciales para la construcción y reparación de tejidos corporales. También contienen importantes vitaminas y minerales, como la vitamina B12, la vitamina D, el selenio y la colina, que son cruciales para el metabolismo energético, la salud cerebral y el sistema inmunológico.

Las espinacas, por su parte, están repletas de nutrientes esenciales, incluyendo vitamina A, vitamina C, vitamina K, hierro, calcio y antioxidantes como los flavonoides y carotenoides. Estos nutrientes ayudan a fortalecer el sistema inmunológico, mantener la salud ósea y proteger contra el daño oxidativo.

El pan integral utilizado como base añade una fuente adicional de fibra y carbohidratos complejos, que proporcionan energía sostenida y ayudan a mantener la saciedad.

Ingredientes: 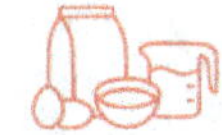

- 2 rebanadas de pan integral
- 1 aguacate maduro
- 1 taza de espinacas frescas
- 2 huevos
- Aceite de oliva
- Sal y pimienta al gusto
- Jugo de limón (opcional)
- Pizca de pimentón o chile en polvo (opcional)

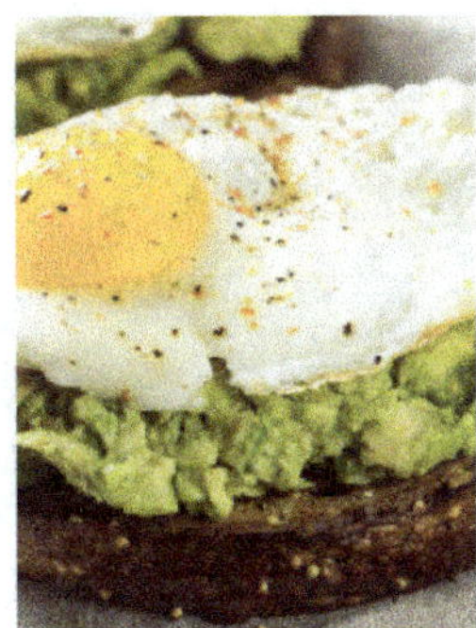

Macronutrientes (por cada 100 gramos)

Calorías	190 kcal
Grasas	12 gramos
Hidratos de carbono	20 gramos
Proteínas	8 gramos

Elaboración: 

1. Tosta las rebanadas de pan integral hasta que estén crujientes.
2. Mientras tanto, en una sartén, calienta un poco de aceite de oliva a fuego medio y saltea las espinacas hasta que se marchiten. Sazona con sal y pimienta al gusto y reserva.
3. En la misma sartén, añade un poco más de aceite de oliva y fríe los huevos hasta que las claras estén cocidas pero las yemas aún líquidas, o cocidos al gusto.
4. Pela y machaca el aguacate en un bol, añadiendo una pizca de sal, pimienta y jugo de limón si lo deseas.
5. Extiende una capa generosa de aguacate machacado sobre cada rebanada de pan tostado.
6. Coloca las espinacas salteadas sobre el aguacate.
7. Añade un huevo frito sobre las espinacas en cada tostada.
8. Espolvorea una pizca de pimentón o chile en polvo sobre los huevos para darle un toque extra de sabor si lo deseas.

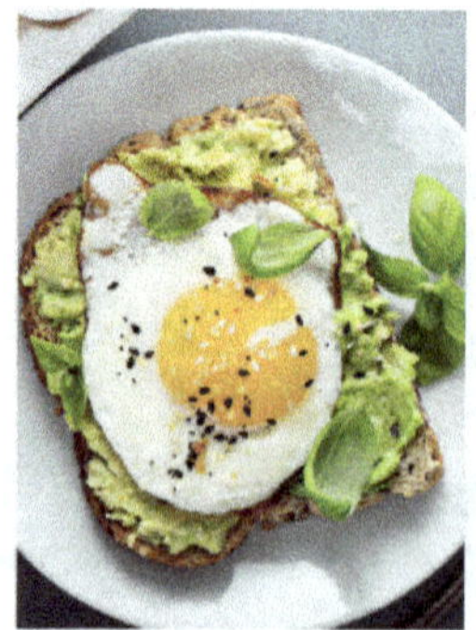

Macronutrientes (por cada 100 gramos)

Calorías	190 kcal
Grasas	12 gramos
Hidratos de carbono	20 gramos
Proteínas	8 gramos

Snack 34

Pimientos rellenos de quinoa

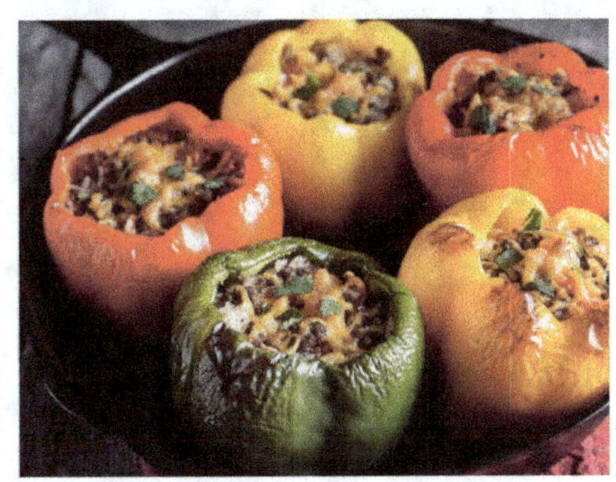

Los pimientos rellenos de quinoa no solo son visualmente atractivos y deliciosos, sino que también están cargados de nutrientes que benefician la salud en múltiples formas. Los pimientos, especialmente los rojos, son una excelente fuente de vitamina C, vitamina A y antioxidantes como los carotenoides, que ayudan a combatir el daño oxidativo y fortalecen el sistema inmunológico.

La quinoa, un pseudocereal de origen andino, es altamente nutritiva y contiene todos los aminoácidos esenciales, lo que la convierte en una proteína completa. Esto es particularmente beneficioso para aquellos que siguen una dieta vegetariana o vegana. Además, la quinoa es rica en fibra, que ayuda a la digestión, promueve la saciedad y regula los niveles de azúcar en sangre.

Los vegetales adicionales en el relleno, como las espinacas, los tomates cherry, el maíz y los frijoles negros, aportan una variedad de vitaminas, minerales y antioxidantes. Las espinacas son ricas en hierro, calcio y vitamina K, mientras que los tomates cherry aportan licopeno, un potente antioxidante. El maíz y los frijoles negros añaden textura, sabor y una fuente adicional de fibra y proteínas vegetales.

Este snack no solo es versátil y fácil de preparar, sino que también puede adaptarse a diversas preferencias dietéticas.

Ingredientes: 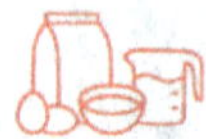

- 4 pimientos (pueden ser rojos, amarillos o verdes)
- 1 taza de quinoa
- 2 tazas de caldo de verduras o agua
- 1 cebolla pequeña, picada
- 2 dientes de ajo, picados
- 1 taza de tomates cherry, cortados por la mitad
- 1 taza de espinacas frescas, picadas
- 1/2 taza de maíz dulce (opcional)
- 1/2 taza de frijoles negros cocidos (opcional)
- 2 cucharadas de aceite de oliva
- 1 cucharadita de comino en polvo
- 1 cucharadita de pimentón dulce
- Sal y pimienta al gusto
- Queso rallado (opcional, para gratinar)

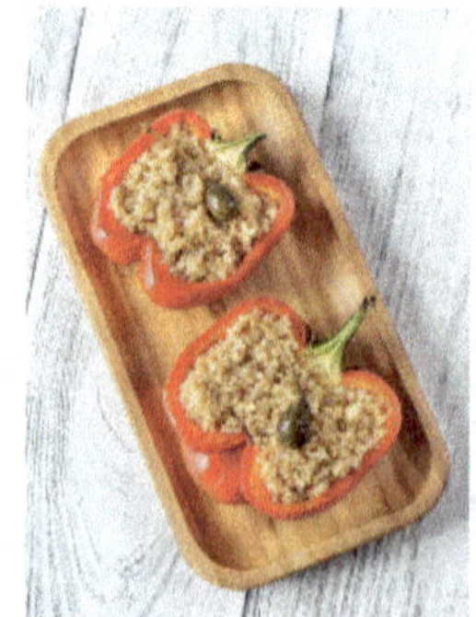

Macronutrientes (por cada 100 gramos)

Calorías	130 kcal
Grasas	5 gramos
Hidratos de carbono	19 gramos
Proteínas	4 gramos

Elaboración: 

1. Precalienta el horno a 180 °C (350 °F).
2. Lava los pimientos, corta la parte superior y retira las semillas y las membranas internas. Reserva.
3. Enjuaga la quinoa bajo agua fría. Luego, cocina la quinoa en una olla con el caldo de verduras o agua, siguiendo las instrucciones del paquete (generalmente, lleva a ebullición, reduce el fuego y cocina a fuego lento durante unos 15 minutos).
4. Mientras se cocina la quinoa, calienta el aceite de oliva en una sartén grande a fuego medio. Agrega la cebolla y el ajo, y saltea hasta que estén dorados y fragantes.
5. Añade los tomates cherry, las espinacas, el maíz y los frijoles negros a la sartén. Cocina durante unos 5-7 minutos, hasta que las verduras estén tiernas.
6. Agrega la quinoa cocida a la sartén y mezcla bien. Sazona con comino, pimentón, sal y pimienta.
7. Rellena cada pimiento con la mezcla de quinoa y vegetales.
8. Coloca los pimientos rellenos en una bandeja para hornear. Si deseas, espolvorea un poco de queso rallado encima de cada pimiento.
9. Hornea durante unos 25-30 minutos, o hasta que los pimientos estén tiernos y el queso esté dorado y burbujeante.

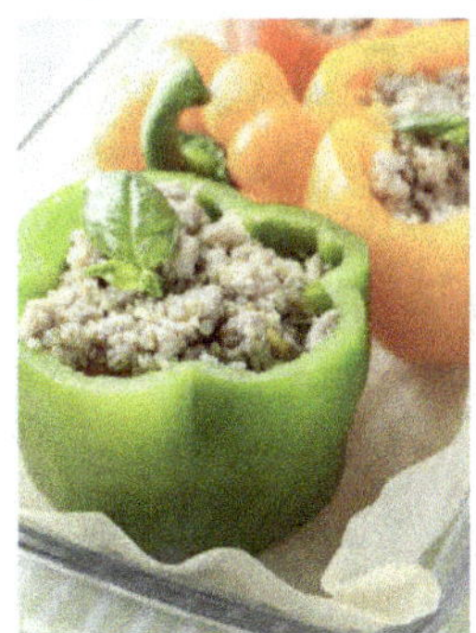

Macronutrientes (por cada 100 gramos)

Calorías	130 kcal
Grasas	5 gramos
Hidratos de carbono	19 gramos
Proteínas	4 gramos

Snack 35

Tartaletas de tomate y queso de cabra

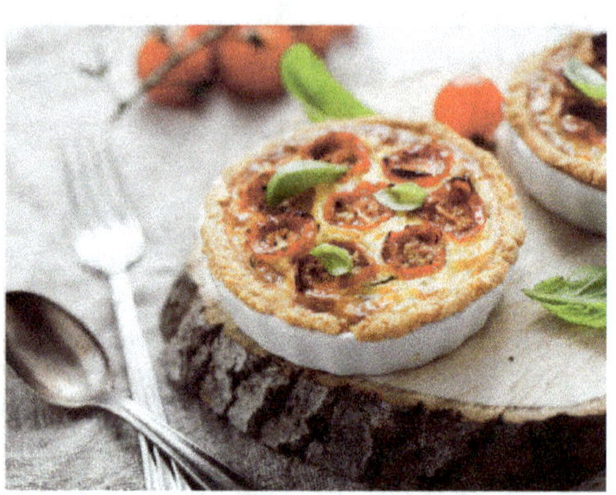

Las tartaletas de tomate y queso de cabra son un snack que no solo deleita el paladar sino que también aporta una amplia gama de beneficios nutricionales. Los tomates son conocidos por su alto contenido de vitamina C, que es esencial para la síntesis de colágeno, la reparación de tejidos y la función inmunológica.

El queso de cabra es una excelente alternativa al queso de vaca, especialmente para aquellos que son sensibles a los productos lácteos de vaca. Es más fácil de digerir debido a su menor contenido de lactosa y a la estructura diferente de las proteínas. Además, el queso de cabra es rico en ácidos grasos de cadena media, que son más fáciles de metabolizar por el cuerpo y pueden ayudar a la pérdida de peso. También es una buena fuente de calcio, que es vital para la salud ósea, y de proteínas de alta calidad, que son esenciales para la reparación y el crecimiento muscular.

Las cebollas y el ajo no solo añaden sabor a las tartaletas sino que también aportan compuestos sulfurados beneficiosos, que tienen propiedades antiinflamatorias y antibacterianas.

La masa de hojaldre, aunque puede ser alta en grasas, aporta una textura crujiente y ligera que complementa perfectamente la cremosidad del queso de cabra y la jugosidad de los tomates.

Ingredientes: 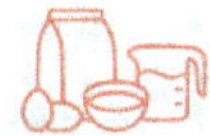

- Masa de hojaldre (puede ser casera o comprada)
- 4-5 tomates maduros (pueden ser cherry o de variedad pequeña)
- 200 gramos de queso de cabra
- 1 cebolla roja pequeña, finamente picada
- 2 dientes de ajo, picados
- Hojas de albahaca fresca
- Aceite de oliva
- Sal y pimienta al gusto

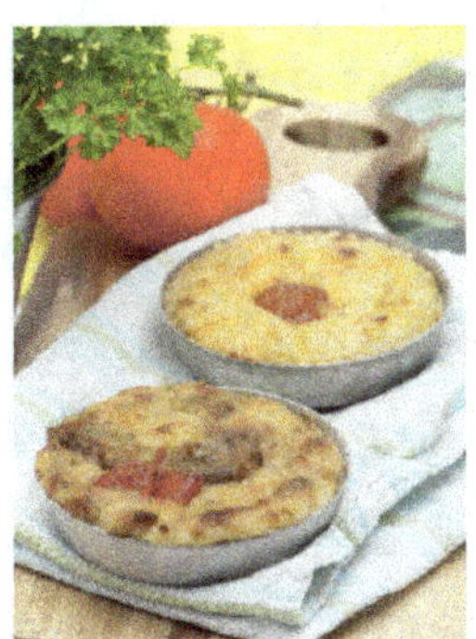

Macronutrientes (por cada 100 gramos)

Calorías	190 kcal
Grasas	10 gramos
Hidratos de carbono	18 gramos
Proteínas	6 gramos

Elaboración: 

1. Precalienta el horno a 180°C (350°F).
2. Extiende la masa de hojaldre en una superficie ligeramente enharinada y corta círculos del tamaño adecuado para tus moldes de tartaletas. Presiona la masa en los moldes y pincha el fondo con un tenedor para evitar que se infle.
3. Hornea las bases de las tartaletas durante unos 10 minutos o hasta que estén ligeramente doradas. Retira del horno y deja enfriar un poco.
4. Mientras tanto, en una sartén, calienta un poco de aceite de oliva a fuego medio. Agrega la cebolla y el ajo, y saltea hasta que estén dorados y fragantes.
5. Corta los tomates en rodajas finas.
6. Desmenuza el queso de cabra en un bol.
7. Rellena las bases de las tartaletas parcialmente horneadas con una capa de cebolla y ajo salteados, seguido de una capa de queso de cabra desmenuzado.
8. Coloca las rodajas de tomate encima del queso de cabra, superponiéndolas ligeramente.
9. Sazona con sal, pimienta y un chorrito de aceite de oliva. Si lo deseas, puedes añadir unas gotas de vinagre balsámico para un toque extra de sabor.
10. Hornea las tartaletas durante unos 15-20 minutos, o hasta que los tomates estén tiernos y el queso de cabra esté ligeramente dorado.

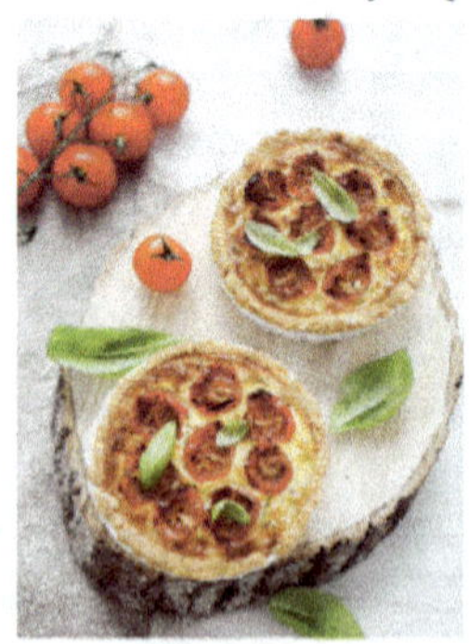

Macronutrientes (por cada 100 gramos)

Calorías	190 kcal
Grasas	10 gramos
Hidratos de carbono	18 gramos
Proteínas	6 gramos

Snack 36

Bruschetta de tomate y albahaca

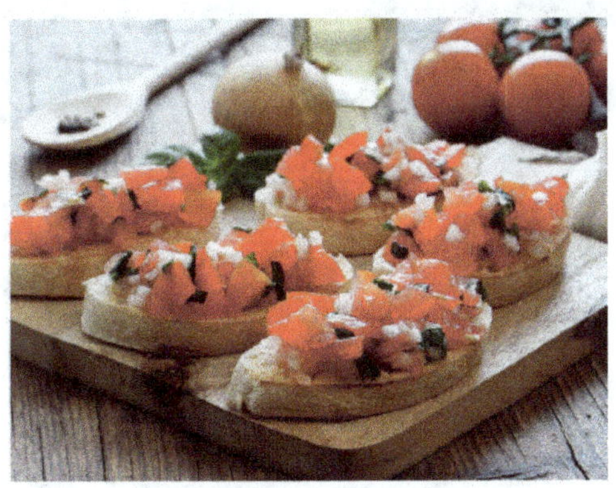

La bruschetta de tomate y albahaca no solo es una opción de snack sabrosa y refrescante, sino también muy beneficiosa para la salud. Los tomates cherry, que son el ingrediente principal, están llenos de vitamina C, esencial para el sistema inmunológico, y licopeno, un antioxidante potente que ayuda a proteger contra el daño celular y puede reducir el riesgo de enfermedades crónicas, como enfermedades cardíacas y cáncer.

La albahaca fresca no solo añade un sabor aromático y delicioso, sino que también tiene propiedades antiinflamatorias y antioxidantes. Contiene compuestos como los flavonoides y los aceites esenciales que ayudan a reducir la inflamación y combaten los radicales libres.

El ajo es conocido por sus numerosos beneficios para la salud, incluyendo la capacidad de mejorar la función inmunológica, reducir la presión arterial y mejorar los niveles de colesterol. Además, el ajo tiene propiedades antibacterianas y antifúngicas.

El pan integral utilizado como base para la bruschetta es una fuente rica en fibra, que es crucial para la salud digestiva y ayuda a mantener la saciedad. La fibra también juega un papel importante en la regulación de los niveles de azúcar en la sangre y en la reducción del riesgo de enfermedades cardiovasculares.

Ingredientes:

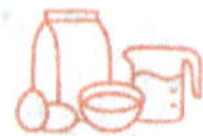

- 1 baguette integral, cortada en rebanadas finas
- 2 tazas de tomates cherry, cortados en cubos
- 1/4 taza de albahaca fresca, finamente picada
- 2 dientes de ajo, picados
- 2 cucharadas de aceite de oliva
- 1 cucharada de vinagre balsámico
- Sal y pimienta al gusto

Elaboración:

1. Precalienta el horno a 200°C (400°F).
2. Coloca las rebanadas de baguette en una bandeja para hornear y tuéstalas en el horno durante unos 5-7 minutos, o hasta que estén doradas y crujientes.
3. En un bol grande, mezcla los tomates cherry, la albahaca y el ajo picado.
4. Adereza con aceite de oliva, vinagre balsámico, sal y pimienta. Mezcla bien.
5. Una vez que las rebanadas de pan estén listas, retíralas del horno.
6. Coloca una cucharada de la mezcla de tomate y albahaca sobre cada rebanada de pan tostado.

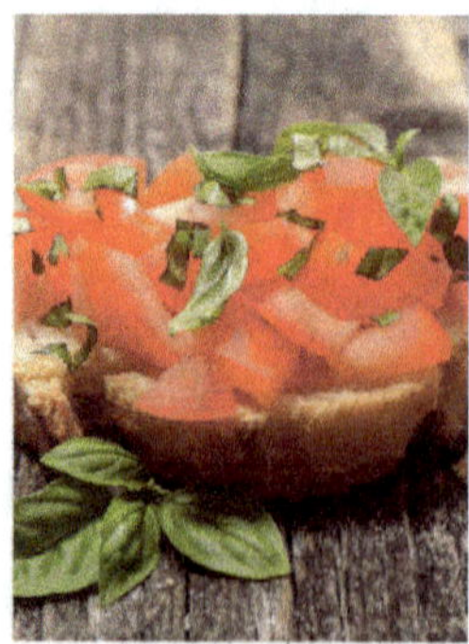

Macronutrientes (por cada 100 gramos)

Calorías	150 kcal
Grasas	5 gramos
Hidratos de carbono	26 gramos
Proteínas	4 gramos

Snack 37

Rollitos de pollo y espinacas

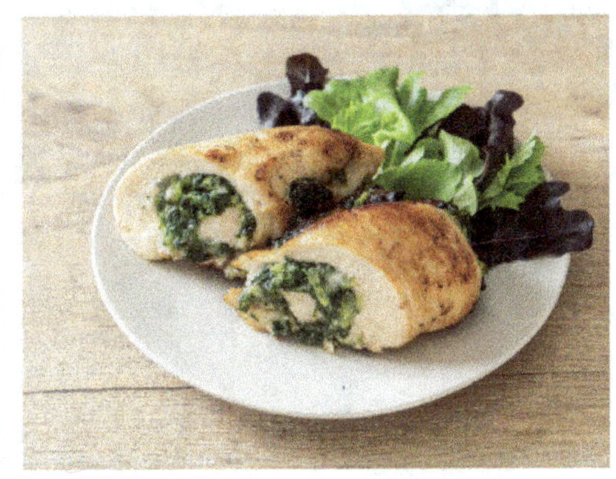

Los rollitos de pollo y espinacas no solo son un snack delicioso y fácil de preparar, sino que también ofrecen una gran cantidad de beneficios para la salud. El pollo es una fuente excepcional de proteínas de alta calidad, esenciales para la reparación de tejidos y el mantenimiento de la masa muscular. Además, el pollo es una carne magra que contiene una cantidad mínima de grasas saturadas, lo que lo convierte en una opción ideal para quienes buscan mantener una dieta saludable y equilibrada.

Las espinacas, por su parte, son un superalimento lleno de nutrientes esenciales. Son especialmente ricas en vitamina K, que juega un papel crucial en la coagulación de la sangre y la salud ósea. Además, las espinacas contienen hierro, que es fundamental para la producción de glóbulos rojos y el transporte de oxígeno en el cuerpo. Las espinacas también aportan una buena dosis de antioxidantes, como la vitamina C y los flavonoides, que ayudan a combatir el daño celular y a reducir la inflamación.

El queso feta añade un sabor salado y cremoso a los rollitos, además de aportar calcio y proteínas adicionales. El feta es un queso relativamente bajo en calorías y grasas en comparación con otros quesos, lo que lo hace una opción más saludable para aquellos que buscan controlar su ingesta calórica y de grasas.

Ingredientes: 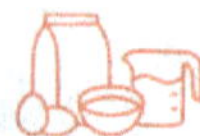

- 2 pechugas de pollo, cortadas en filetes finos
- 2 tazas de espinacas frescas
- 1/2 taza de queso feta desmenuzado
- 2 dientes de ajo, picados
- 1 cucharada de aceite de oliva
- Sal y pimienta al gusto
- Palillos de dientes

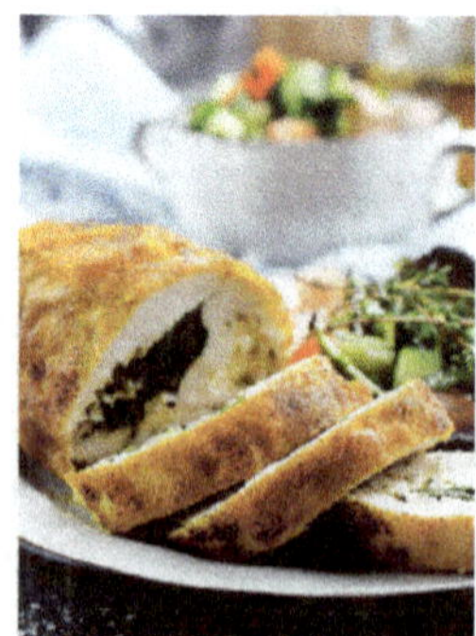

Macronutrientes (por cada 100 gramos)

Calorías	150 kcal
Grasas	6 gramos
Hidratos de carbono	3 gramos
Proteínas	22 gramos

Elaboración: 

1. Preparar el relleno:
   - En una sartén grande, calienta el aceite de oliva a fuego medio.
   - Añade el ajo picado y saltea hasta que esté dorado y fragante.
   - Agrega las espinacas y cocina hasta que se marchiten. Sazona con sal y pimienta.
   - Retira del fuego y mezcla las espinacas con el queso feta desmenuzado.
2. Preparar los rollitos:
   - Extiende los filetes de pollo en una tabla de cortar y sazona con sal y pimienta.
   - Coloca una porción de la mezcla de espinacas y queso feta en el centro de cada filete.
   - Enrolla cada filete de pollo firmemente y asegúralo con un palillo de dientes.
3. Cocinar los rollitos:
   - Precalienta el horno a 180°C (350°F).
   - Coloca los rollitos en una bandeja para hornear y hornea durante 25-30 minutos, o hasta que el pollo esté completamente cocido y dorado.
   - Retira del horno y deja enfriar un poco antes de quitar los palillos de dientes.

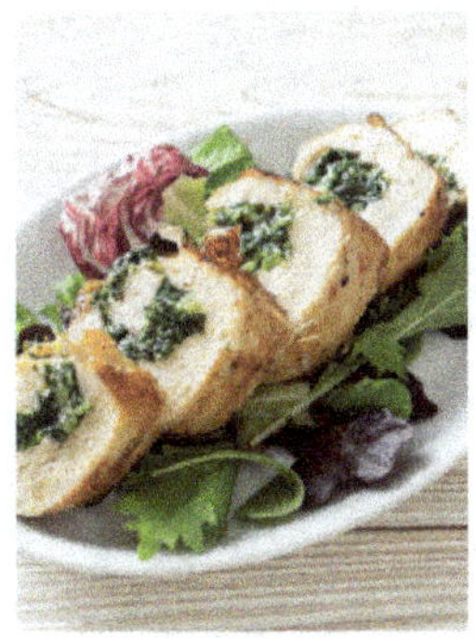

Macronutrientes (por cada 100 gramos)

Calorías	150 kcal
Grasas	6 gramos
Hidratos de carbono	3 gramos
Proteínas	22 gramos

Snack 38

Tortitas de camarones y calabacín

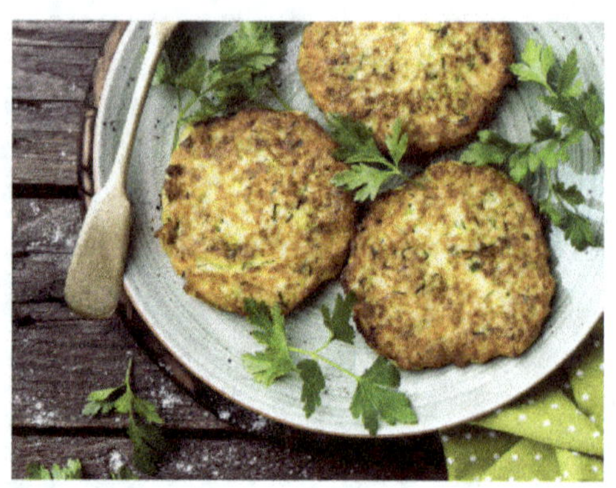

Las tortitas de camarones y calabacín no solo son una opción deliciosa para un snack, sino que también ofrecen una variedad de beneficios nutricionales. Los camarones, que son la estrella de este platillo, son ricos en proteínas de alta calidad, esenciales para la construcción y reparación de tejidos musculares. Además, los camarones contienen ácidos grasos omega-3, que son conocidos por sus efectos beneficiosos sobre la salud cardiovascular y cerebral.

El calabacín, por su parte, aporta una buena cantidad de fibra dietética, lo que ayuda a mantener la salud digestiva y a regular los niveles de azúcar en la sangre. También es bajo en calorías y contiene una variedad de vitaminas y minerales, como la vitamina C, que es un potente antioxidante, y el potasio, que es crucial para mantener un equilibrio saludable de líquidos en el cuerpo y para la función muscular adecuada.

El uso de harina de almendra o avena hace que estas tortitas sean aptas para quienes siguen una dieta baja en carbohidratos o sin gluten.

Las cebollas verdes y el ajo no solo aportan sabor, sino también beneficios para la salud. Ambos ingredientes son conocidos por sus propiedades antiinflamatorias y antioxidantes, y pueden ayudar a fortalecer el sistema inmunológico y mejorar la salud general.

Ingredientes: 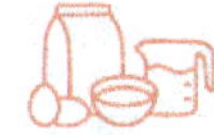

- 2 pechugas de pollo, cortadas en filetes finos
- 2 tazas de espinacas frescas
- 1/2 taza de queso feta desmenuzado
- 2 dientes de ajo, picados
- 1 cucharada de aceite de oliva
- Sal y pimienta al gusto
- Palillos de dientes

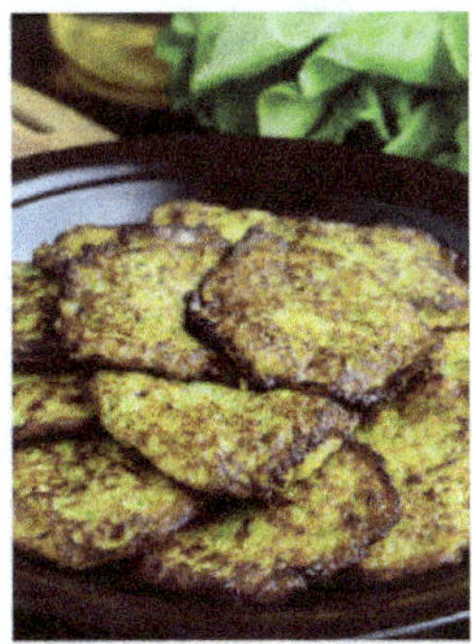

Macronutrientes (por cada 100 gramos)

Calorías	120 kcal
Grasas	5 gramos
Hidratos de carbono	7 gramos
Proteínas	14 gramos

Elaboración: 

1. Preparar la mezcla:
   - En un bol grande, combina los camarones picados, el calabacín rallado, el huevo, la harina de almendra, el ajo, las cebollas verdes, el perejil y la ralladura de limón.
   - Mezcla bien todos los ingredientes hasta obtener una masa homogénea.
   - Sazona con sal y pimienta al gusto.
2. Formar las tortitas:
   - Divide la mezcla en porciones iguales y forma pequeñas tortitas, presionando ligeramente para que queden compactas.
3. Cocinar las tortitas:
   - En una sartén grande, calienta una cucharada de aceite de oliva a fuego medio-alto.
   - Cocina las tortitas en tandas, aproximadamente 3-4 minutos por cada lado, o hasta que estén doradas y bien cocidas por dentro.
   - Coloca las tortitas cocidas en un plato con papel absorbente para eliminar el exceso de aceite.

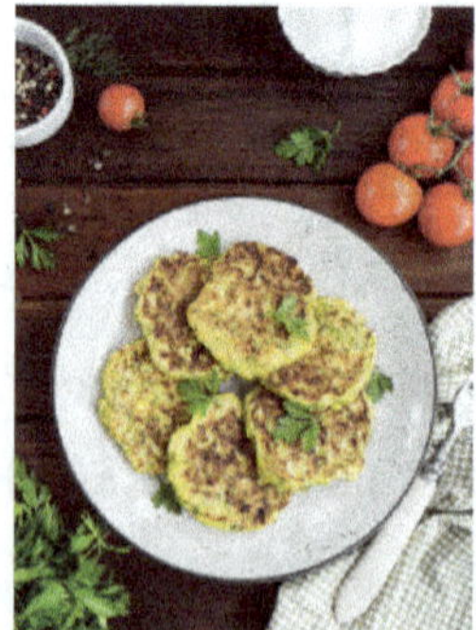

Macronutrientes (por cada 100 gramos)

Calorías	120 kcal
Grasas	5 gramos
Hidratos de carbono	7 gramos
Proteínas	14 gramos

Snack 39

Hamburguesas de lentejas

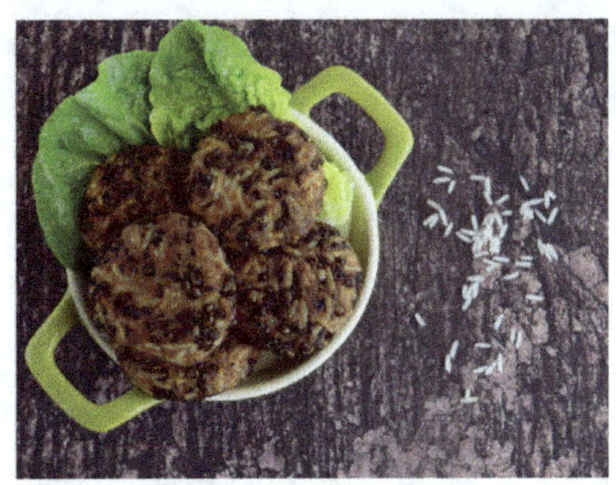

Las hamburguesas de lentejas no solo son una opción deliciosa y fácil de preparar, sino que también están llenas de nutrientes esenciales. Las lentejas, como legumbres, son una fuente excelente de proteínas de origen vegetal, lo que las convierte en una opción ideal para vegetarianos, veganos y cualquier persona que busque reducir su consumo de carne. La fibra dietética presente en las lentejas ayuda a mantener una digestión saludable y a controlar los niveles de azúcar en la sangre, lo que es beneficioso para la salud metabólica.

Las lentejas también son ricas en hierro, un mineral crucial para la producción de glóbulos rojos y la prevención de la anemia. Además, contienen folato, que es vital para la salud celular y particularmente importante para las mujeres embarazadas.

El uso de zanahorias en la mezcla añade una dosis extra de vitaminas y minerales, incluyendo vitamina A y antioxidantes como el betacaroteno, que es esencial para la salud ocular y la función inmunológica. Las cebollas y el ajo no solo mejoran el sabor de las hamburguesas, sino que también ofrecen propiedades antiinflamatorias y antibacterianas.

El pan rallado integral utilizado en la receta proporciona una textura agradable y añade más fibra, lo que ayuda a mantener la saciedad por más tiempo.

Ingredientes: 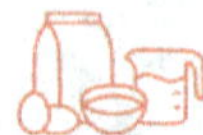

- 1 taza de lentejas cocidas y escurridas
- 1/2 taza de cebolla picada
- 2 dientes de ajo picados
- 1/2 taza de zanahoria rallada
- 1/2 taza de pan rallado integral
- 1 huevo grande (o 1 cucharada de semillas de lino molidas mezcladas con 3 cucharadas de agua como sustituto vegano)
- 1 cucharadita de comino en polvo
- 1/2 cucharadita de pimentón dulce
- Sal y pimienta al gusto
- Aceite de oliva para cocinar

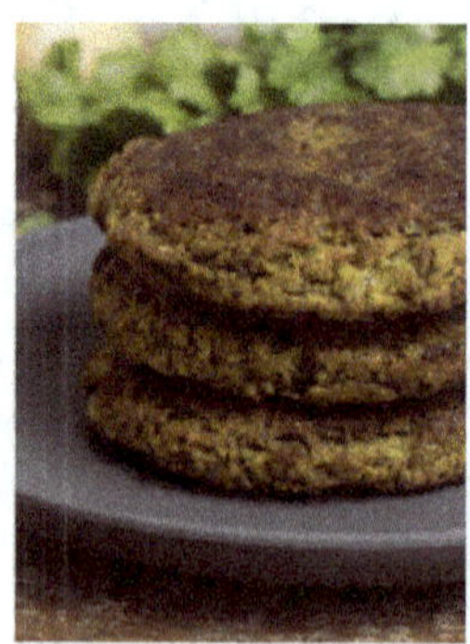

Macronutrientes (por cada 100 gramos)

Calorías	150 kcal
Grasas	5 gramos
Hidratos de carbono	22 gramos
Proteínas	8 gramos

Elaboración: 

1. Preparar la mezcla:
   - En una sartén grande, calienta un poco de aceite de oliva a fuego medio.
   - Añade la cebolla y el ajo, y saltea hasta que estén tiernos y fragantes.
   - Añade la zanahoria rallada y cocina por unos minutos más hasta que esté blanda.
2. Hacer la masa:
   - En un bol grande, tritura las lentejas cocidas con un tenedor o un pasapurés.
   - Añade la mezcla de cebolla, ajo y zanahoria a las lentejas trituradas.
   - Incorpora el pan rallado, el huevo (o la mezcla de lino), el comino, el pimentón, la sal y la pimienta.
   - Mezcla bien todos los ingredientes hasta obtener una masa homogénea.
3. Formar las hamburguesas:
   - Divide la mezcla en porciones iguales y forma hamburguesas del tamaño deseado.
4. Cocinar las hamburguesas:
   - En una sartén grande, calienta un poco de aceite de oliva a fuego medio-alto.
   - Cocina las hamburguesas en tandas, aproximadamente 4-5 minutos por cada lado, o hasta que estén doradas y crujientes por fuera.

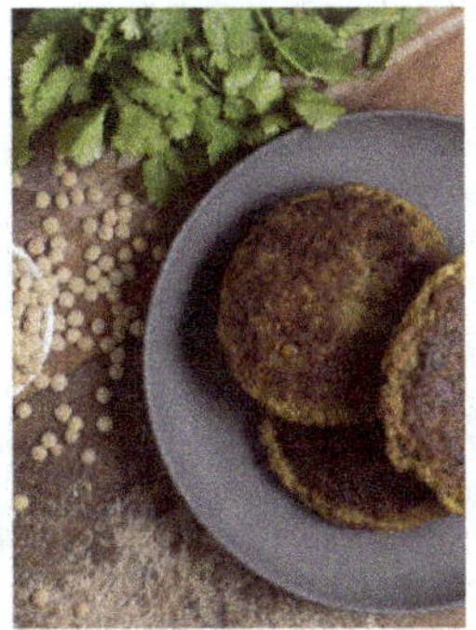

Macronutrientes (por cada 100 gramos)

Calorías	150 kcal
Grasas	5 gramos
Hidratos de carbono	22 gramos
Proteínas	8 gramos

Snack 40

Albóndigas de pollo y espinacas

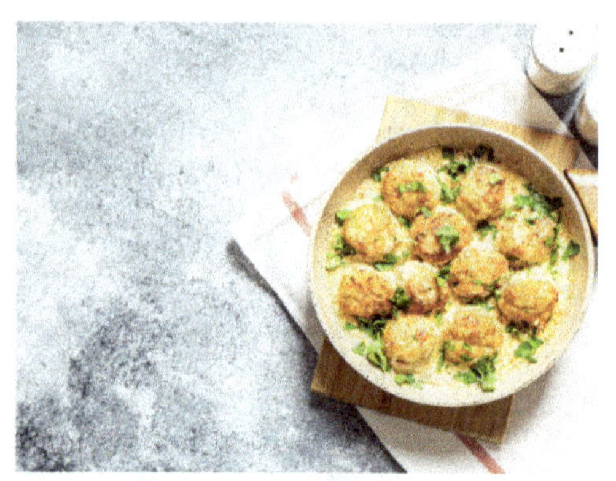

Las albóndigas de pollo y espinacas son una opción perfecta para aquellos que buscan un snack nutritivo y delicioso. El pollo, siendo una carne magra, es una fuente rica de proteínas que ayuda en la construcción y reparación de los músculos. Además, es bajo en grasas saturadas, lo que lo convierte en una opción saludable para quienes buscan mantener una dieta equilibrada y controlar su ingesta calórica.

Las espinacas, ricas en hierro y vitamina K, no solo mejoran el perfil nutricional de las albóndigas sino que también añaden un toque de frescura y color al plato. La vitamina K es esencial para la salud ósea y la coagulación sanguínea, mientras que el hierro es fundamental para la producción de hemoglobina y el transporte de oxígeno en el cuerpo. Las espinacas también contienen antioxidantes como la vitamina C y los betacarotenos, que ayudan a proteger el cuerpo contra el daño celular y fortalecen el sistema inmunológico.

El queso parmesano y el pan rallado integral no solo mejoran la textura y el sabor de las albóndigas sino que también aportan calcio y fibra adicional. El queso parmesano, aunque se usa en pequeñas cantidades, proporciona una buena dosis de calcio, importante para la salud de los huesos. El pan rallado integral añade fibra, que ayuda a mantener la saciedad y la salud digestiva.

Ingredientes: 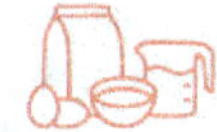

- 500 gramos de carne de pollo molida
- 2 tazas de espinacas frescas, finamente picadas
- 1 huevo grande
- 1/2 taza de pan rallado integral
- 1/4 taza de queso parmesano rallado
- 2 dientes de ajo, picados
- 1/4 taza de cebolla picada
- 1 cucharadita de orégano seco
- Sal y pimienta al gusto
- Aceite de oliva para cocinar

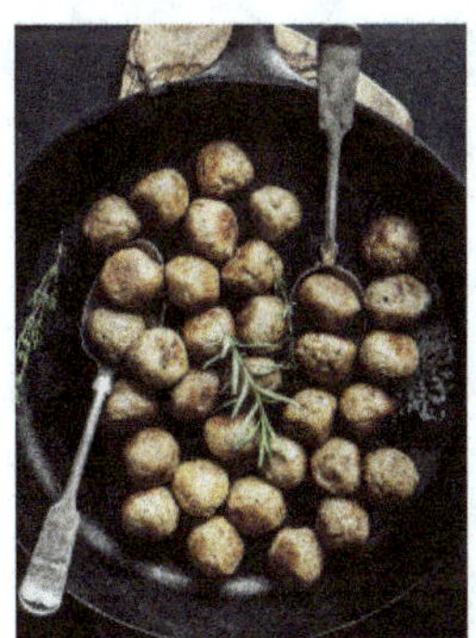

Macronutrientes (por cada 100 gramos)

Calorías	160 kcal
Grasas	8 gramos
Hidratos de carbono	7 gramos
Proteínas	18 gramos

Elaboración: 

1. Preparar la mezcla:
   - En un bol grande, mezcla la carne de pollo molida, las espinacas picadas, el huevo, el pan rallado, el queso parmesano, el ajo, la cebolla y el orégano.
   - Sazona con sal y pimienta al gusto.
   - Mezcla bien todos los ingredientes hasta obtener una masa homogénea.
2. Formar las albóndigas:
   - Divide la mezcla en porciones iguales y forma pequeñas albóndigas, presionando ligeramente para que queden compactas.
3. Cocinar las albóndigas:
   - En una sartén grande, calienta un poco de aceite de oliva a fuego medio-alto.
   - Cocina las albóndigas en tandas, aproximadamente 4-5 minutos por cada lado, o hasta que estén doradas y bien cocidas por dentro.
   - Coloca las albóndigas cocidas en un plato con papel absorbente para eliminar el exceso de aceite.

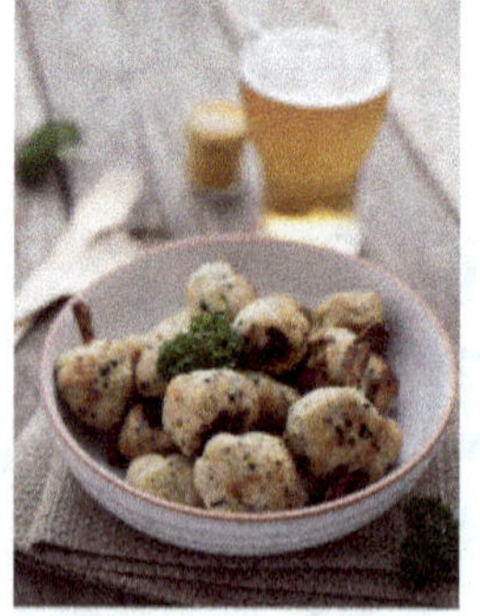

Macronutrientes (por cada 100 gramos)	
Calorías	160 kcal
Grasas	8 gramos
Hidratos de carbono	7 gramos
Proteínas	18 gramos

Snack 41

Rollos de pepino rellenos de hummus y salmón

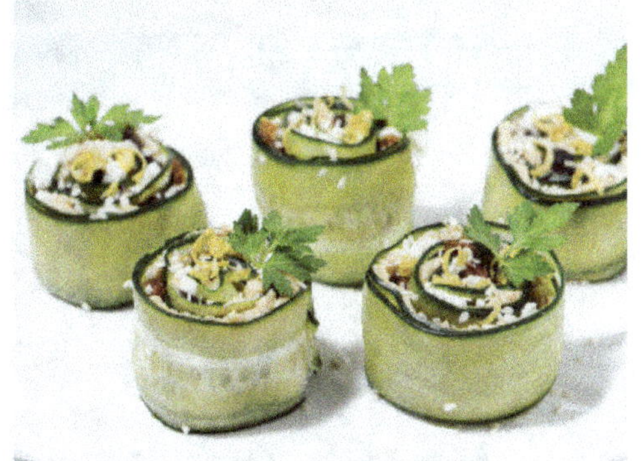

Los rollos de pepino rellenos de hummus y salmón son una opción deliciosa y nutritiva que ofrece una combinación de sabores y texturas que satisfacen los antojos sin comprometer la salud. El pepino, que sirve como base para estos rollos, es una verdura baja en calorías pero rica en nutrientes, incluyendo vitamina K, vitamina C y potasio. Además, su alto contenido de agua ayuda a mantener el cuerpo hidratado y contribuye a la sensación de saciedad.

El hummus, elaborado a partir de garbanzos, es una fuente de proteínas vegetales, fibra dietética y grasas saludables, lo que lo convierte en un alimento energético y saciante. Los garbanzos también son ricos en hierro, ácido fólico y otros nutrientes importantes para la salud. Además, el hummus puede contener ingredientes adicionales como tahini (pasta de sésamo), ajo y jugo de limón, que añaden sabor y beneficios para la salud.

El salmón ahumado aporta proteínas de alta calidad y ácidos grasos omega-3, que son esenciales para la salud cardiovascular y el funcionamiento cerebral. Los ácidos grasos omega-3 tienen propiedades antiinflamatorias y pueden ayudar a reducir el riesgo de enfermedades crónicas como enfermedades cardíacas, diabetes y artritis. Además, el salmón ahumado es una buena fuente de vitamina D, que es importante para la salud ósea y el sistema inmunológico.

Ingredientes: 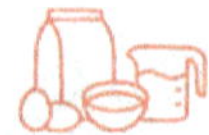

- 1 pepino grande
- Hummus casero o comprado en tienda
- Salmón ahumado en lonchas

Elaboración: 

1. Lava bien el pepino y córtalo en tiras largas y delgadas utilizando un pelador de verduras o un cuchillo afilado. Asegúrate de eliminar las semillas del centro para que las tiras sean más fáciles de enrollar.
2. Extiende una capa fina de hummus sobre cada tira de pepino.
3. Coloca una loncha de salmón ahumado sobre el hummus.
4. Con cuidado, enrolla cada tira de pepino con el hummus y el salmón en su interior, formando pequeños rollos.
5. Coloca los rollos de pepino rellenos en un plato y sirve como snack saludable y delicioso.

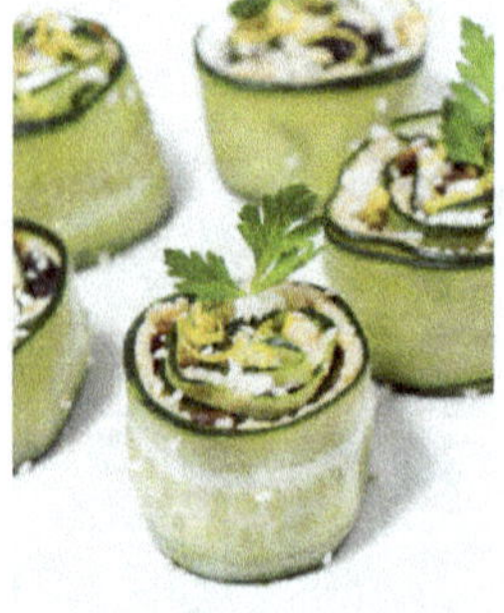

Macronutrientes (por cada 100 gramos)	
Calorías	60 kcal
Grasas	4 gramos
Hidratos de carbono	4 gramos
Proteínas	5 gramos

Snack 42

Tazón de frutas con yogur griego y granola

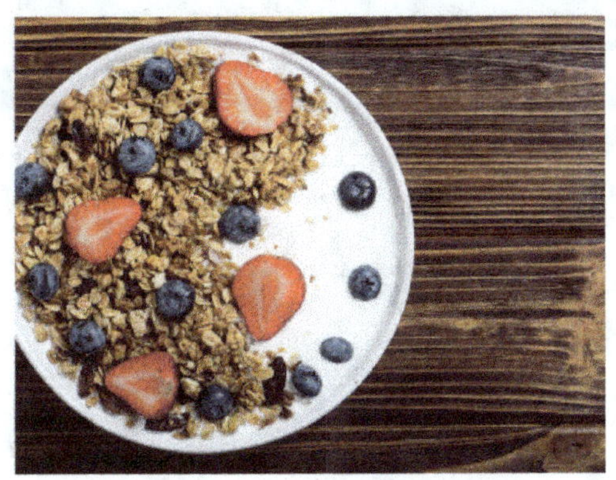

El tazón de frutas con yogur griego y granola es una opción nutritiva y deliciosa que ofrece una combinación equilibrada de nutrientes. Las frutas frescas aportan una variedad de vitaminas y minerales, como vitamina C, potasio y fibra dietética, que son esenciales para la salud del sistema inmunológico, la función muscular y la salud digestiva. Además, las frutas son ricas en antioxidantes que ayudan a combatir el daño celular causado por los radicales libres y a reducir el riesgo de enfermedades crónicas.

El yogur griego, por otro lado, es una excelente fuente de proteínas de alta calidad, que son esenciales para la construcción y reparación de tejidos musculares, así como para mantener la saciedad. Además, el yogur griego contiene calcio y probióticos, que promueven la salud ósea y digestiva al tiempo que apoyan un equilibrio saludable de la microbiota intestinal.

La granola, hecha con avena, frutos secos y miel, añade fibra y grasas saludables a este snack, proporcionando energía duradera y una sensación de saciedad. Sin embargo, es importante tener en cuenta la cantidad de granola que se agrega, ya que puede ser alta en calorías y azúcares añadidos si se consume en exceso.

Ingredientes: 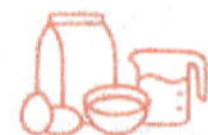

- Frutas frescas variadas (fresas, arándanos, plátano, kiwi, etc.)
- Yogur griego natural
- Granola casera o comprada en tienda

Elaboración: 

1. Lava y corta las frutas frescas en trozos pequeños si es necesario.
2. En un tazón, coloca una porción de yogur griego en la base.
3. Agrega las frutas frescas cortadas sobre el yogur griego.
4. Espolvorea una capa de granola encima de las frutas.
5. ¡Disfruta de tu tazón de frutas con yogur griego y granola!

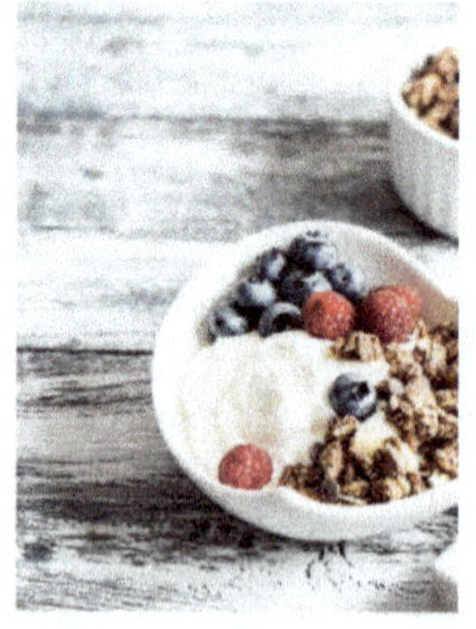

Macronutrientes (por cada 100 gramos)

Calorías	140 kcal
Grasas	5 gramos
Hidratos de carbono	18 gramos
Proteínas	7 gramos

Snack 43

Ensalada de pollo con manzana y nueces

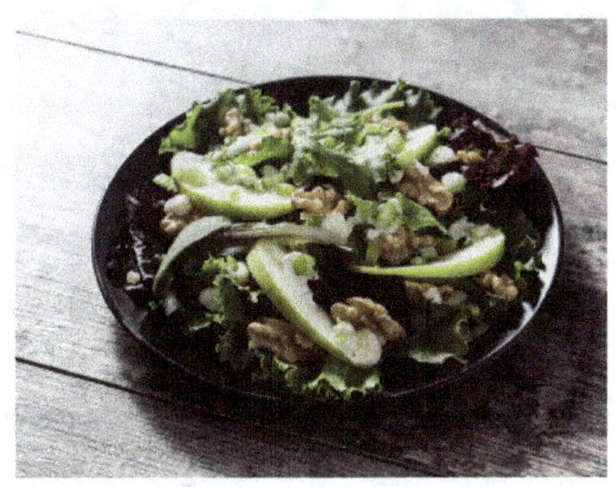

La ensalada de pollo con manzana y nueces es una opción nutritiva y deliciosa que ofrece una combinación equilibrada de proteínas, carbohidratos, grasas saludables, vitaminas y minerales. El pollo es una excelente fuente de proteínas magras y es bajo en grasas saturadas, lo que lo convierte en una opción saludable para mantener la saciedad y promover la reparación muscular después del ejercicio.

Las manzanas aportan fibra dietética, especialmente si se consumen con la piel, lo que ayuda a mantener un sistema digestivo saludable y a regular los niveles de azúcar en sangre. Además, las manzanas son ricas en vitamina C y antioxidantes que ayudan a fortalecer el sistema inmunológico y a combatir el daño celular causado por los radicales libres.

Las nueces son una excelente fuente de grasas saludables, incluyendo ácidos grasos omega-3, que son beneficiosos para la salud del corazón y el cerebro. También son ricas en proteínas, fibra, vitaminas y minerales, como vitamina E, magnesio y zinc. Las nueces pueden ayudar a reducir el riesgo de enfermedades cardíacas, mejorar la salud cerebral y promover la saciedad.

En conjunto, la ensalada de pollo con manzana y nueces es una opción versátil y deliciosa que puede adaptarse según las preferencias personales y los ingredientes disponibles.

Ingredientes: 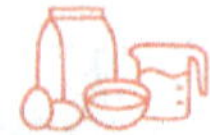

- Pechuga de pollo cocida y desmenuzada
- Manzanas frescas, cortadas en trozos
- Nueces picadas
- Lechuga u otra verdura de hoja verde
- Aderezo de tu elección (por ejemplo, vinagreta balsámica o yogur)

Elaboración: 

1. En un tazón grande, mezcla la pechuga de pollo desmenuzada, los trozos de manzana y las nueces picadas.
2. Agrega la lechuga u otra verdura de hoja verde y mezcla suavemente para combinar todos los ingredientes.
3. Aliña la ensalada con el aderezo de tu elección y mezcla nuevamente para asegurarte de que todos los ingredientes estén bien cubiertos.
4. Sirve la ensalada de pollo con manzana y nueces en platos individuales y disfruta.

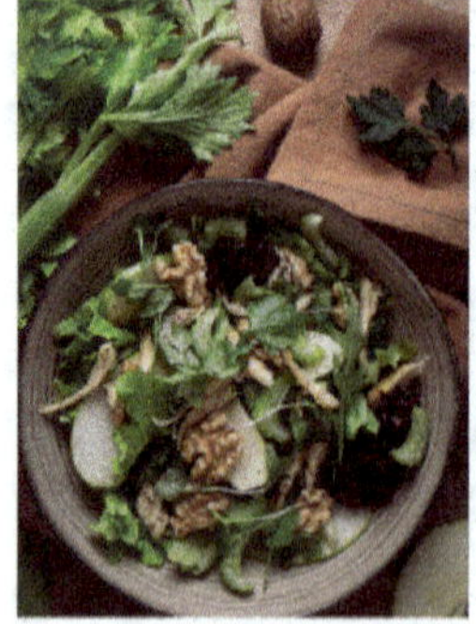

Macronutrientes (por cada 100 gramos)

Calorías	150 kcal
Grasas	8 gramos
Hidratos de carbono	8 gramos
Proteínas	18 gramos

Snack 44

Wrap de espinacas, pavo y aguacate

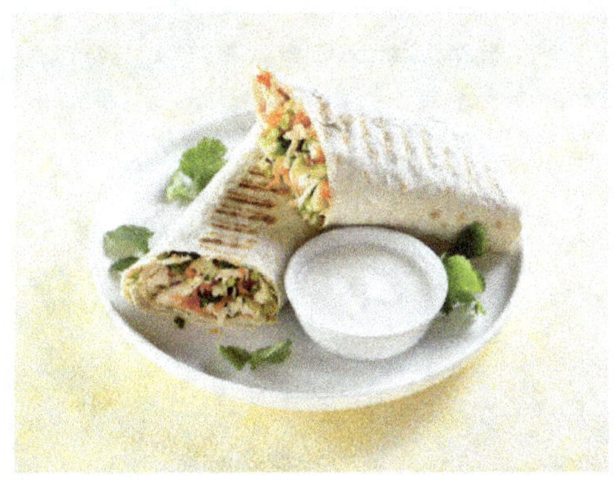

El wrap de espinacas, pavo y aguacate es una opción saludable y equilibrada que proporciona una combinación de nutrientes esenciales para una alimentación balanceada. Las espinacas son una excelente fuente de vitaminas y minerales, incluyendo vitamina A, vitamina C, vitamina K, ácido fólico y hierro. Además, son bajas en calorías y ricas en fibra, lo que ayuda a mantener la saciedad y promueve la salud digestiva.

El pavo magro es una fuente de proteínas magras, que son esenciales para la reparación y el crecimiento muscular, así como para mantener la sensación de saciedad. Además, es bajo en grasas saturadas y calorías, lo que lo convierte en una opción saludable para quienes buscan controlar su ingesta calórica y mantener un peso saludable.

El aguacate proporciona grasas saludables, especialmente ácidos grasos monoinsaturados, que son beneficiosos para la salud del corazón y ayudan a reducir el colesterol LDL ("malo"). También es una buena fuente de fibra, que ayuda a regular el azúcar en sangre y a mantener la sensación de saciedad. Además, el aguacate contiene una variedad de vitaminas y minerales, incluyendo potasio, vitamina E y ácido fólico.

Ingredientes: 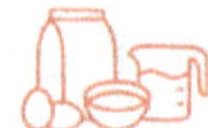

- Tortillas de trigo integral
- Pechuga de pavo en lonchas
- Hojas de espinacas frescas
- Aguacate maduro, cortado en rodajas
- Tomate, cortado en rodajas finas (opcional)
- Aderezo de tu elección (por ejemplo, mostaza, mayonesa ligera o hummus)

Elaboración: 

1. Coloca una tortilla de trigo integral sobre una superficie plana.
2. Distribuye las lonchas de pechuga de pavo en el centro de la tortilla.
3. Agrega una capa de hojas de espinacas frescas sobre el pavo.
4. Coloca las rodajas de aguacate (y tomate, si lo deseas) sobre las espinacas.
5. Rocía un poco de aderezo sobre los ingredientes.
6. Dobla los extremos de la tortilla hacia adentro y enrolla firmemente para formar el wrap.
7. Corta el wrap en diagonal en el centro y sirve.

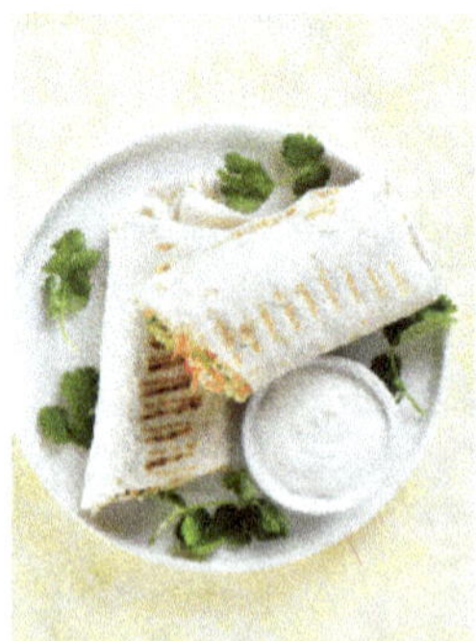

Macronutrientes (por cada 100 gramos)	
Calorías	160 kcal
Grasas	7 gramos
Hidratos de carbono	18 gramos
Proteínas	14 gramos

Snack 45

Tostadas de aguacate con huevo pochado

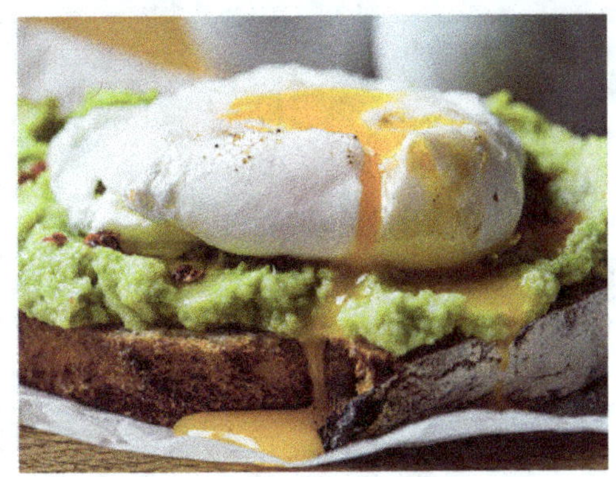

Las tostadas de aguacate con huevo pochado son una opción nutritiva y deliciosa que ofrece una combinación de grasas saludables, proteínas, vitaminas y minerales. El aguacate es rico en ácidos grasos monoinsaturados, que son beneficiosos para la salud del corazón y ayudan a reducir el colesterol LDL ("malo"). También es una buena fuente de fibra, que ayuda a mantener la saciedad y promueve la salud digestiva.

El huevo pochado aporta proteínas de alta calidad, que son esenciales para la construcción y reparación de tejidos musculares, así como para mantener la sensación de saciedad. Además, los huevos son una excelente fuente de nutrientes, incluyendo vitaminas del complejo B, hierro y colina, que son importantes para la función cerebral y el metabolismo energético.

En conjunto, las tostadas de aguacate con huevo pochado son una opción versátil y satisfactoria que proporciona una combinación equilibrada de nutrientes esenciales. Son ideales como desayuno nutritivo para comenzar el día con energía, como almuerzo ligero o como una merienda satisfactoria entre comidas. Además, son fáciles de preparar y se pueden personalizar con una variedad de ingredientes adicionales para satisfacer tus preferencias individuales.

Ingredientes:

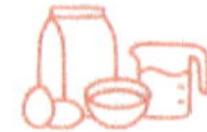

- Pan integral (o tu tipo de pan preferido), tostado
- Aguacate maduro
- Huevos frescos
- Sal y pimienta al gusto

Elaboración:

1. Tuesta el pan hasta que esté dorado y crujiente.
2. Mientras tanto, corta el aguacate por la mitad, retira el hueso y extrae la pulpa con una cuchara.
3. Unta una generosa cantidad de aguacate sobre cada rebanada de pan tostado.
4. En una olla con agua caliente, agrega un chorrito de vinagre y lleva a fuego medio-alto hasta que empiece a hervir.
5. Rompe con cuidado un huevo fresco en un tazón pequeño.
6. Con la ayuda de una cuchara, crea un remolino en el agua caliente y suavemente desliza el huevo en el centro del remolino.
7. Cocina el huevo pochado durante aproximadamente 3 minutos.
8. Retira el huevo pochado con una espumadera y escúrrelo sobre papel de cocina para eliminar el exceso de agua.
9. Coloca el huevo pochado sobre las tostadas de aguacate y sazona con sal y pimienta al gusto.

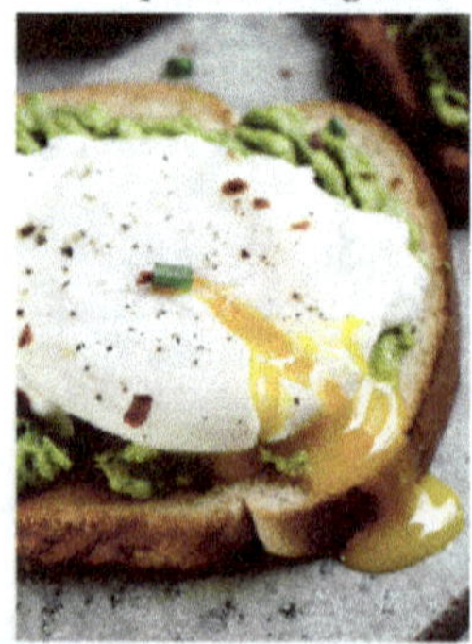

Macronutrientes (por cada 100 gramos)	
Calorías	170 kcal
Grasas	12 gramos
Hidratos de carbono	14 gramos
Proteínas	8 gramos

Snack 46

Pinchos de pollo marinado y vegetales

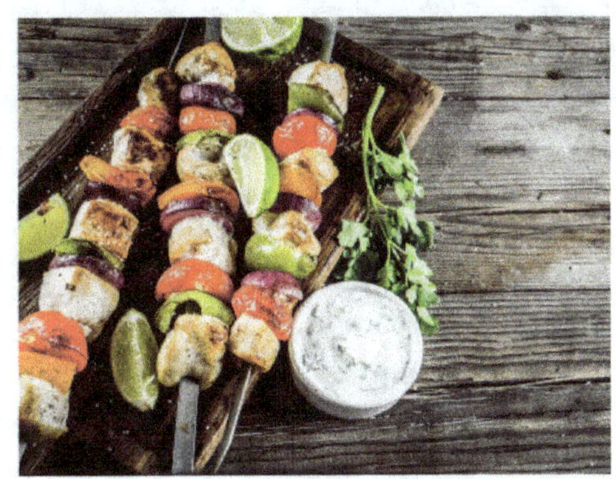

Los pinchos de pollo marinado y vegetales son una opción nutritiva y versátil que ofrece una combinación equilibrada de proteínas magras, carbohidratos, fibra y una variedad de vitaminas y minerales. El pollo marinado proporciona proteínas de alta calidad, esenciales para la construcción y reparación de tejidos musculares, así como para mantener la sensación de saciedad. Además, el pollo es una buena fuente de nutrientes como la vitamina B6, que es importante para el metabolismo energético y la función cerebral.

Los vegetales aportan fibra dietética, vitaminas antioxidantes y minerales como potasio y magnesio, que son esenciales para la salud cardiovascular y el funcionamiento del sistema nervioso. Además, los vegetales son bajos en calorías y grasas, lo que los convierte en una opción saludable para quienes buscan controlar su ingesta calórica y mantener un peso saludable. La variedad de colores en los vegetales indica una variedad de fitonutrientes y antioxidantes beneficiosos para la salud.

En conjunto, los pinchos de pollo marinado y vegetales son una opción deliciosa y nutritiva que proporciona una combinación equilibrada de nutrientes esenciales. Son fáciles de preparar y se pueden personalizar con tus ingredientes y marinadas favoritas para satisfacer tus preferencias individuales. Además, son perfectos para disfrutar en una barbacoa al aire libre, una comida familiar o como un snack satisfactorio entre comidas.

Ingredientes: 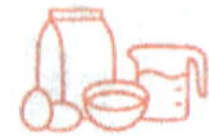

- Pechuga de pollo, cortada en trozos
- Vegetales variados, como pimientos, cebolla, calabacín, champiñones, tomates cherry, etc.
- Marinada de tu elección (por ejemplo, marinada de limón y hierbas, marinada de teriyaki, marinada de yogur y especias)
- Palitos de brocheta o pinchos de bambú

Elaboración: 

1. Corta la pechuga de pollo en trozos del tamaño deseado y colócalos en un recipiente con la marinada elegida. Deja que el pollo marine en la nevera durante al menos 30 minutos o hasta varias horas, según tus preferencias.
2. Mientras tanto, lava y corta los vegetales en trozos del tamaño adecuado para ensartar en los pinchos.
3. Precalienta la parrilla o la plancha a fuego medio-alto.
4. Ensarta alternando trozos de pollo marinado y vegetales en los palitos de brocheta o pinchos de bambú.
5. Coloca los pinchos en la parrilla o plancha caliente y cocina durante unos 8-10 minutos, girando ocasionalmente, hasta que el pollo esté bien cocido y los vegetales estén tiernos y ligeramente dorados.
6. Retira los pinchos de la parrilla o plancha y sirve caliente.

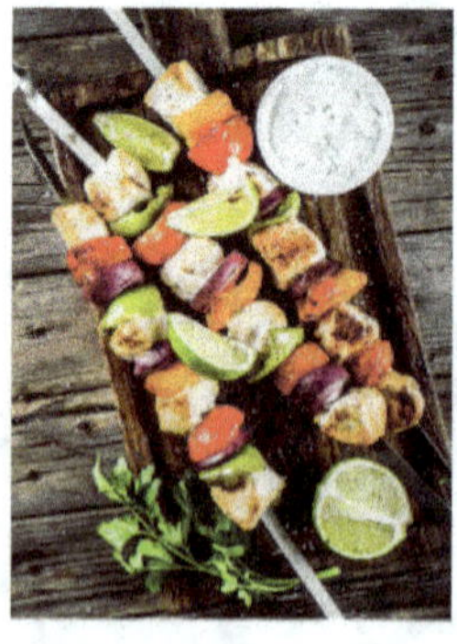

Macronutrientes (por cada 100 gramos)

Calorías	140 kcal
Grasas	7 gramos
Hidratos de carbono	8 gramos
Proteínas	18 gramos

Snack 47

Sándwich integral de pavo, aguacate y espinacas

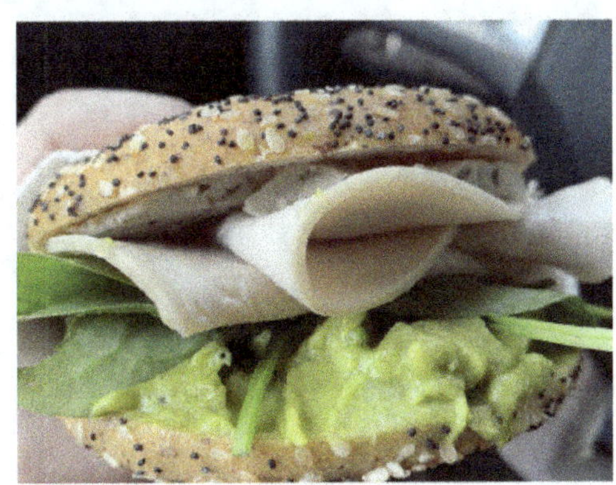

El sándwich integral de pavo, aguacate y espinacas es una opción nutritiva y satisfactoria que ofrece una combinación equilibrada de proteínas, grasas saludables y carbohidratos complejos. El pavo magro es una excelente fuente de proteínas magras, que son esenciales para la reparación muscular y la saciedad. Además, es bajo en grasas saturadas y calorías, lo que lo convierte en una opción saludable para aquellos que buscan controlar su ingesta calórica y mantener un peso saludable.

El aguacate proporciona grasas saludables, incluyendo ácidos grasos monoinsaturados, que son beneficiosos para la salud del corazón y ayudan a reducir el colesterol LDL ("malo"). También es una buena fuente de fibra, que ayuda a mantener la saciedad y promueve la salud digestiva. Las espinacas son ricas en vitaminas y minerales, incluyendo vitamina K, ácido fólico, hierro y calcio, que son importantes para la salud ósea, la coagulación sanguínea y la función muscular.

En conjunto, el sándwich integral de pavo, aguacate y espinacas es una opción versátil y deliciosa que proporciona una combinación de nutrientes esenciales para una alimentación balanceada. Es fácil de preparar, se puede personalizar con tus ingredientes favoritos y es perfecto para disfrutar en cualquier momento del día como almuerzo, merienda o comida para llevar.

Ingredientes: 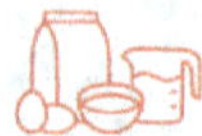

- Pan integral (o tu tipo de pan preferido)
- Pechuga de pavo en lonchas
- Aguacate maduro, cortado en rodajas
- Hojas de espinacas frescas
- Mostaza o mayonesa ligera (opcional)
- Sal y pimienta al gusto

Elaboración: 

1. Tuesta ligeramente las rebanadas de pan integral.
2. Unta una capa de mostaza o mayonesa ligera en una de las rebanadas de pan, si lo deseas.
3. Coloca las lonchas de pavo sobre la rebanada de pan untada.
4. Agrega las rodajas de aguacate sobre el pavo.
5. Cubre con una capa de hojas de espinacas frescas.
6. Espolvorea con un poco de sal y pimienta al gusto.
7. Cubre con la otra rebanada de pan.

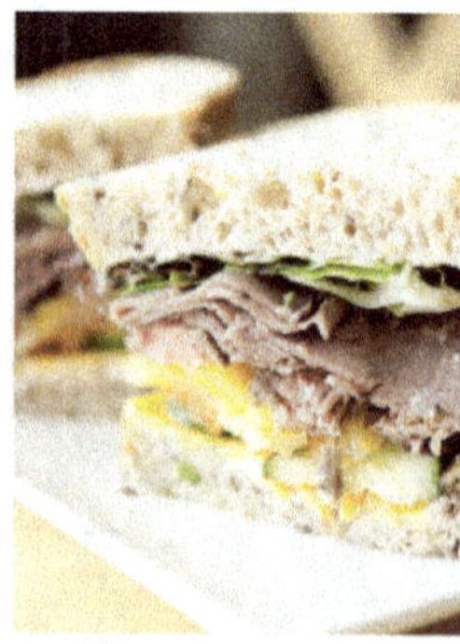

Macronutrientes (por cada 100 gramos)	
Calorías	165 kcal
Grasas	8 gramos
Hidratos de carbono	18 gramos
Proteínas	14 gramos

Snack 48

Ensalada de pollo y aguacate

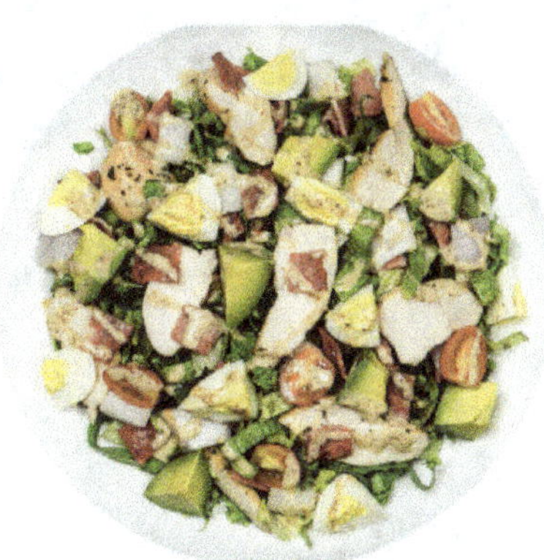

La ensalada de pollo y aguacate es una opción saludable y satisfactoria que proporciona una combinación equilibrada de proteínas magras, grasas saludables y una variedad de vegetales frescos. El pollo cocido y desmenuzado aporta proteínas de alta calidad, esenciales para la reparación muscular y la saciedad. Además, es bajo en grasas saturadas y calorías, lo que lo convierte en una opción saludable para quienes buscan controlar su ingesta calórica y mantener un peso saludable.

El aguacate es una excelente fuente de grasas saludables, incluyendo ácidos grasos monoinsaturados, que son beneficiosos para la salud del corazón y ayudan a reducir el colesterol LDL ("malo"). También es una buena fuente de fibra, que ayuda a mantener la saciedad y promueve la salud digestiva. Los vegetales frescos como la lechuga, los tomates cherry, el pepino y la cebolla roja agregan una variedad de texturas y sabores, así como nutrientes adicionales como vitaminas, minerales y antioxidantes.

La ensalada de pollo y aguacate es fácil de preparar y se puede personalizar con una variedad de ingredientes según tus preferencias individuales. Es perfecta para disfrutar como plato principal en una comida ligera o como una opción satisfactoria para llevar al trabajo, a la escuela o de picnic. Además, es una excelente manera de incorporar una variedad de nutrientes esenciales en tu dieta diaria.

Ingredientes: 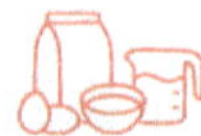

- Pechuga de pollo cocida y desmenuzada
- Aguacate maduro, cortado en cubos
- Lechuga variada (por ejemplo, lechuga romana, espinacas, rúcula)
- Tomates cherry, cortados por la mitad
- Pepino en rodajas
- Cebolla roja en rodajas finas
- Vinagreta de limón y hierbas (puedes hacerla con aceite de oliva, jugo de limón, ajo picado, orégano, sal y pimienta)

Elaboración: 

1. En un tazón grande, combina la pechuga de pollo desmenuzada, los cubos de aguacate, la lechuga variada, los tomates cherry, las rodajas de pepino y las rodajas de cebolla roja.
2. Rocía la vinagreta de limón y hierbas sobre la ensalada y mezcla suavemente para cubrir todos los ingredientes.
3. Sirve la ensalada de pollo y aguacate en platos individuales y disfruta.

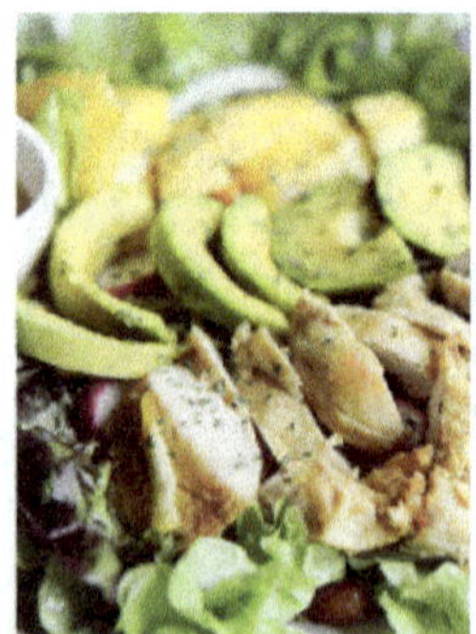

Macronutrientes (por cada 100 gramos)

Calorías	145 kcal
Grasas	7 gramos
Hidratos de carbono	8 gramos
Proteínas	20 gramos

Snack 49

Brochetas de frutas y queso

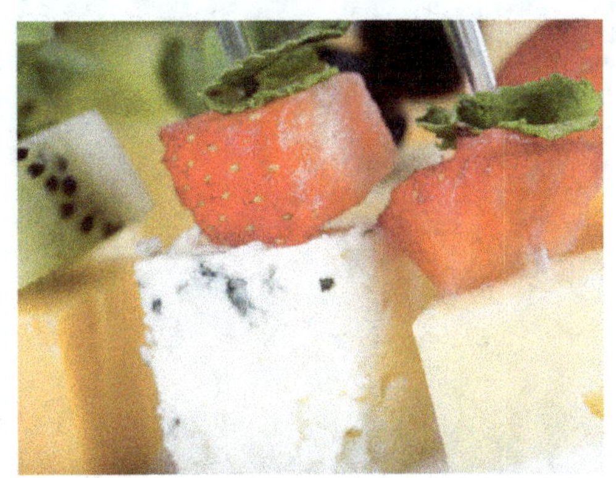

Las brochetas de frutas y queso son una opción refrescante y nutritiva que proporciona una combinación equilibrada de nutrientes esenciales. Las frutas son ricas en vitaminas, minerales y antioxidantes, que son importantes para la salud del sistema inmunológico, la piel y la salud general. Además, son una excelente fuente de fibra, que ayuda a mantener la saciedad y promueve la salud digestiva.

El queso aporta proteínas de alta calidad, que son esenciales para la reparación y el crecimiento muscular, así como para mantener la sensación de saciedad. También es una buena fuente de calcio, que es importante para la salud de los huesos y dientes. Optar por queso bajo en grasa puede reducir la cantidad de grasas saturadas en la dieta, lo que es beneficioso para la salud cardiovascular.

Las brochetas de frutas y queso son fáciles de preparar y se pueden personalizar con una variedad de frutas según tus preferencias individuales. Son perfectas para disfrutar como postre saludable después de una comida o como una opción refrescante para picar entre comidas. Además, son ideales para servir en fiestas o reuniones como un aperitivo elegante y colorido que seguramente será un éxito entre los invitados.

Ingredientes: 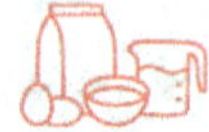

- Variedad de frutas frescas (por ejemplo, fresas, uvas, piña, melón, kiwi, sandía)
- Queso tipo mozzarella o queso fresco, cortado en cubos
- Palitos de brocheta

Elaboración: 

1. Corta las frutas en trozos del tamaño adecuado para ensartar en los palitos de brocheta.
2. Ensarta alternando trozos de frutas y cubos de queso en los palitos de brocheta.
3. Repite el proceso hasta llenar los palitos de brocheta con la cantidad deseada de frutas y queso.
4. Sirve las brochetas de frutas y queso en un plato o bandeja y disfruta.

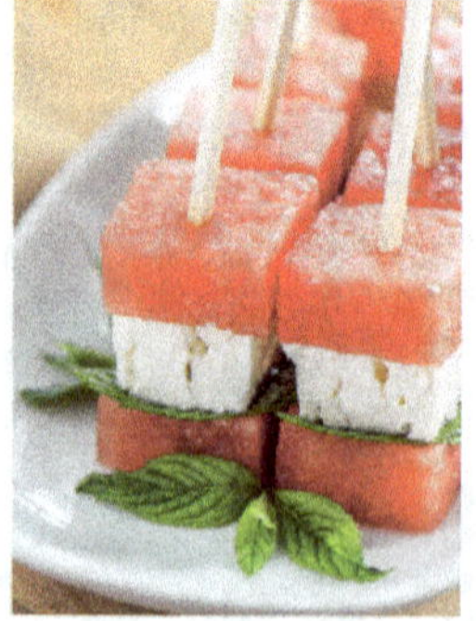

Macronutrientes (por cada 100 gramos)

Calorías	80 kcal
Grasas	5 gramos
Hidratos de carbono	14 gramos
Proteínas	4 gramos

Snack 50

Tazón de arroz integral con vegetales asados

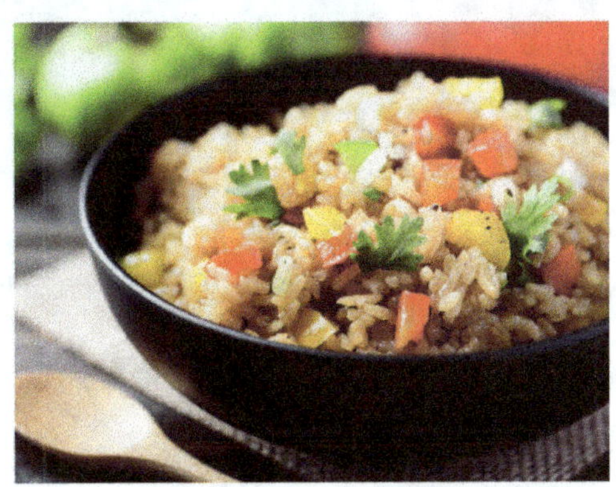

El tazón de arroz integral con vegetales asados es una opción reconfortante y nutritiva que proporciona una combinación equilibrada de carbohidratos complejos, fibra, vitaminas y minerales. El arroz integral es una excelente fuente de carbohidratos complejos, que proporcionan energía de liberación lenta y ayudan a mantener la sensación de saciedad durante más tiempo. También es rico en fibra, que es importante para la salud digestiva y el control del azúcar en la sangre.

Los vegetales asados agregan sabor, textura y una variedad de nutrientes a la comida. Son una excelente fuente de vitaminas antioxidantes como la vitamina C y la vitamina A, así como de minerales como el potasio y el magnesio. Además, los vegetales asados son bajos en calorías y grasas, lo que los convierte en una opción saludable para quienes buscan controlar su ingesta calórica y mantener un peso saludable.

Este tazón de arroz integral con vegetales asados es fácil de preparar y se puede personalizar con tus vegetales y especias favoritas. Es perfecto para disfrutar como almuerzo ligero o cena saludable, y es una excelente manera de incorporar una variedad de nutrientes esenciales en tu dieta diaria.

Ingredientes: 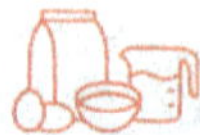

- Arroz integral cocido
- Vegetales variados para asar (por ejemplo, pimientos, calabacines, berenjenas, champiñones, cebollas)
- Aceite de oliva
- Hierbas y especias al gusto (por ejemplo, tomillo, romero, ajo en polvo, pimienta negra)
- Sal y pimienta al gusto

Elaboración: 

1. Precalienta el horno a 200°C (390°F).
2. Corta los vegetales en trozos del tamaño deseado y colócalos en una bandeja para hornear.
3. Rocía los vegetales con aceite de oliva y sazona con hierbas, especias, sal y pimienta al gusto. Mezcla bien para cubrir los vegetales con el aceite y las especias.
4. Hornea los vegetales en el horno precalentado durante aproximadamente 20-25 minutos, o hasta que estén tiernos y ligeramente dorados.
5. Mientras tanto, calienta el arroz integral cocido.
6. Una vez que los vegetales estén listos, colócalos sobre una porción de arroz integral en un tazón grande.

Macronutrientes (por cada 100 gramos)

Calorías	120 kcal
Grasas	2 gramos
Hidratos de carbono	24 gramos
Proteínas	4 gramos

Conclusión

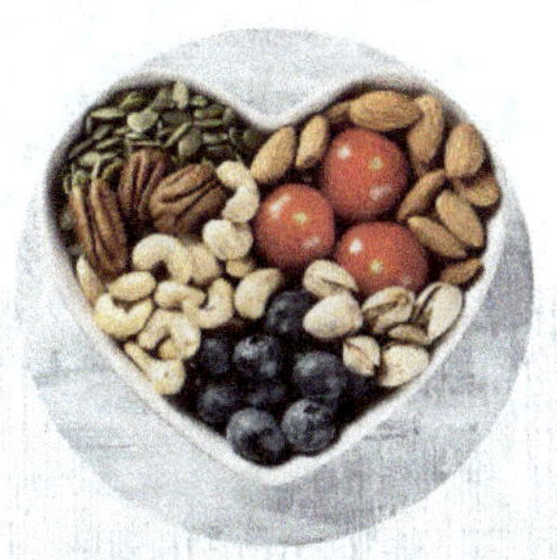

Beneficios de los
snacks saludables

¡Los snacks saludables ofrecen una variedad de beneficios para la salud y el bienestar. Aquí tienes un resumen de algunos de estos beneficios:

1. **Control del peso:** Optar por snacks saludables puede ayudar a controlar el peso corporal al proporcionar opciones nutritivas y satisfactorias que mantienen la saciedad y evitan los antojos de alimentos poco saludables y ricos en calorías.
2. **Aporte de nutrientes:** Los snacks saludables suelen ser ricos en vitaminas, minerales, antioxidantes y fibra, que son esenciales para el buen funcionamiento del cuerpo y la prevención de enfermedades.
3. **Energía sostenida:** Los snacks saludables, especialmente aquellos que contienen carbohidratos complejos, proteínas y grasas saludables, proporcionan una fuente de energía sostenida, lo que ayuda a mantener niveles estables de azúcar en la sangre y evita los picos y caídas de energía.
4. **Salud digestiva:** Muchos snacks saludables son ricos en fibra, lo que promueve la salud digestiva al mejorar la regularidad intestinal y prevenir el estreñimiento.
5. **Salud del corazón:** Al elegir snacks saludables bajos en grasas saturadas, colesterol y sodio, se puede reducir el riesgo de enfermedades cardíacas y accidentes cerebrovasculares al mantener niveles saludables de colesterol y presión arterial.

Consejos finales

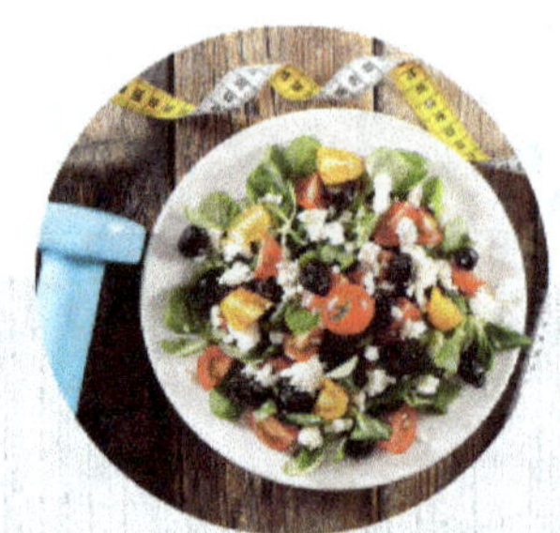

Aquí tienes algunos consejos finales y motivacionales para mantener hábitos alimenticios saludables:

1. **Encuentra el equilibrio:** No se trata de ser perfecto, sino de encontrar un equilibrio que funcione para ti. Permitirte disfrutar de tus comidas favoritas ocasionalmente mientras mantienes una base de alimentación saludable puede ser clave para mantener hábitos sostenibles a largo plazo.
2. **Planifica con anticipación:** Dedica tiempo a planificar tus comidas y snacks para la semana. Esto te ayudará a tomar decisiones más saludables y a evitar recurrir a opciones poco saludables cuando estés ocupado o con hambre.
3. **Escucha a tu cuerpo:** Presta atención a las señales de hambre y saciedad de tu cuerpo. Come cuando tengas hambre y deja de comer cuando estés satisfecho. No te saltes comidas y asegúrate de incluir una variedad de alimentos nutritivos en tu dieta.
4. **Cuida tus porciones:** Controlar las porciones puede ser clave para mantener un peso saludable. Utiliza platos más pequeños, lee las etiquetas de los alimentos y presta atención a las porciones recomendadas.
5. **Mantente activo:** El ejercicio regular no solo es importante para la salud física, sino también para mantener hábitos alimenticios saludables. El ejercicio puede ayudar a controlar el peso, reducir el estrés y mejorar el estado de ánimo, lo que puede influir positivamente en tus elecciones alimenticias.

Al final del día, nuestra relación con la comida es mucho más que simplemente combustible para nuestros cuerpos. Es una intersección entre la nutrición y el placer, entre el cuidado de uno mismo y la indulgencia ocasional. En este viaje hacia una alimentación más saludable, es importante recordar que somos humanos y que cada elección que hacemos no define nuestro valor ni nuestra capacidad para cuidarnos a nosotros mismos.

Es normal tener altibajos en este camino. Habrá días en los que te sentirás fuerte y motivado, y otros en los que te enfrentarás a desafíos y tentaciones. Pero en cada paso del camino, recuerda ser amable contigo mismo. La autocompasión y la aceptación son tan importantes como la disciplina y la determinación.

A medida que te sumerjas en este viaje, permítete disfrutar del proceso. Celebra cada pequeño logro, cada paso adelante, cada elección consciente que hagas en favor de tu salud y bienestar. Y recuerda que no estás solo en este viaje. Hay una comunidad de personas que comparten tus metas y tus desafíos, listas para apoyarte y alentarte en cada paso del camino.

Al final del día, lo más importante es cultivar una relación saludable y equilibrada con la comida, una que te nutra tanto física como emocionalmente. Encuentra alegría en la exploración de nuevos alimentos y recetas, en el placer de una comida compartida con seres queridos, en el autocuidado que implica tomar decisiones alimenticias conscientes.

Que este viaje hacia una alimentación más saludable te lleve no solo a un cuerpo más fuerte y saludable, sino también a una mente más tranquila y en paz consigo misma. Recuerda siempre que mereces cuidarte y nutrirte de la mejor manera posible. ¡Que tu viaje sea abundante en amor, gratitud y bienestar!

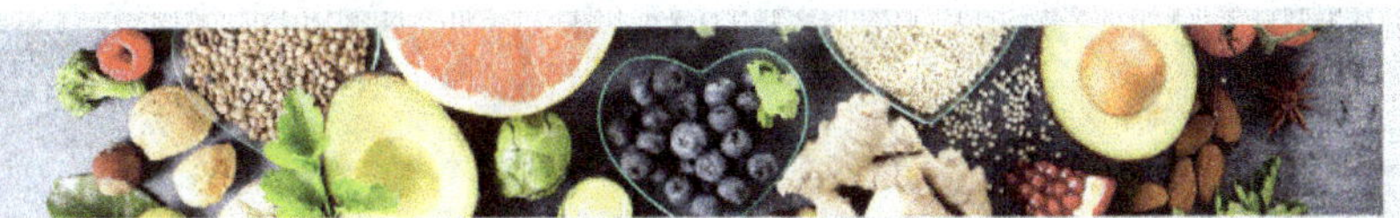

Snacks Saludables para Perder Peso: 50 Deliciosas Opciones para Comer Entre Horas

Descubre cómo puedes perder peso sin renunciar a los deliciosos placeres de los snacks. En este libro, encontrarás 50 recetas de snacks saludables que se dividen en dulces y salados, rápidos y elaborados, así como opciones mixtas, todas diseñadas para satisfacer tus antojos y mantenerte en el camino hacia tus objetivos de salud.

Cada receta está cuidadosamente seleccionada para proporcionar una combinación equilibrada de macronutrientes y un sabor excepcional. Desde los dulces rápidos como el yogur griego con frutas frescas, hasta los salados elaborados como las empanadas de espinacas y queso, este libro ofrece algo para todos los gustos y estilos de vida.

Aprende sobre los beneficios de los snacks saludables y cómo pueden ayudarte a controlar el peso, mantenerte energizado y promover una salud óptima. Con consejos prácticos para elegir y preparar snacks nutritivos, este libro es tu guía esencial para comer bien entre comidas.

Ya sea que busques una opción rápida para llevar o un snack más elaborado para disfrutar en casa, este libro te ofrece una variedad de recetas deliciosas y fáciles de seguir. ¡Empieza hoy mismo a transformar tus hábitos alimenticios y a disfrutar de snacks saludables que te harán sentir bien y satisfecho!

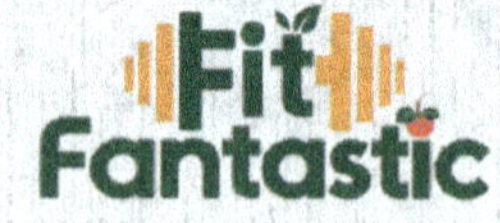